CONSIDÉRATIONS

SUR QUELQUES MALADIES

DE L'ENCÉPHALE

ET DE SES DÉPENDANCES.

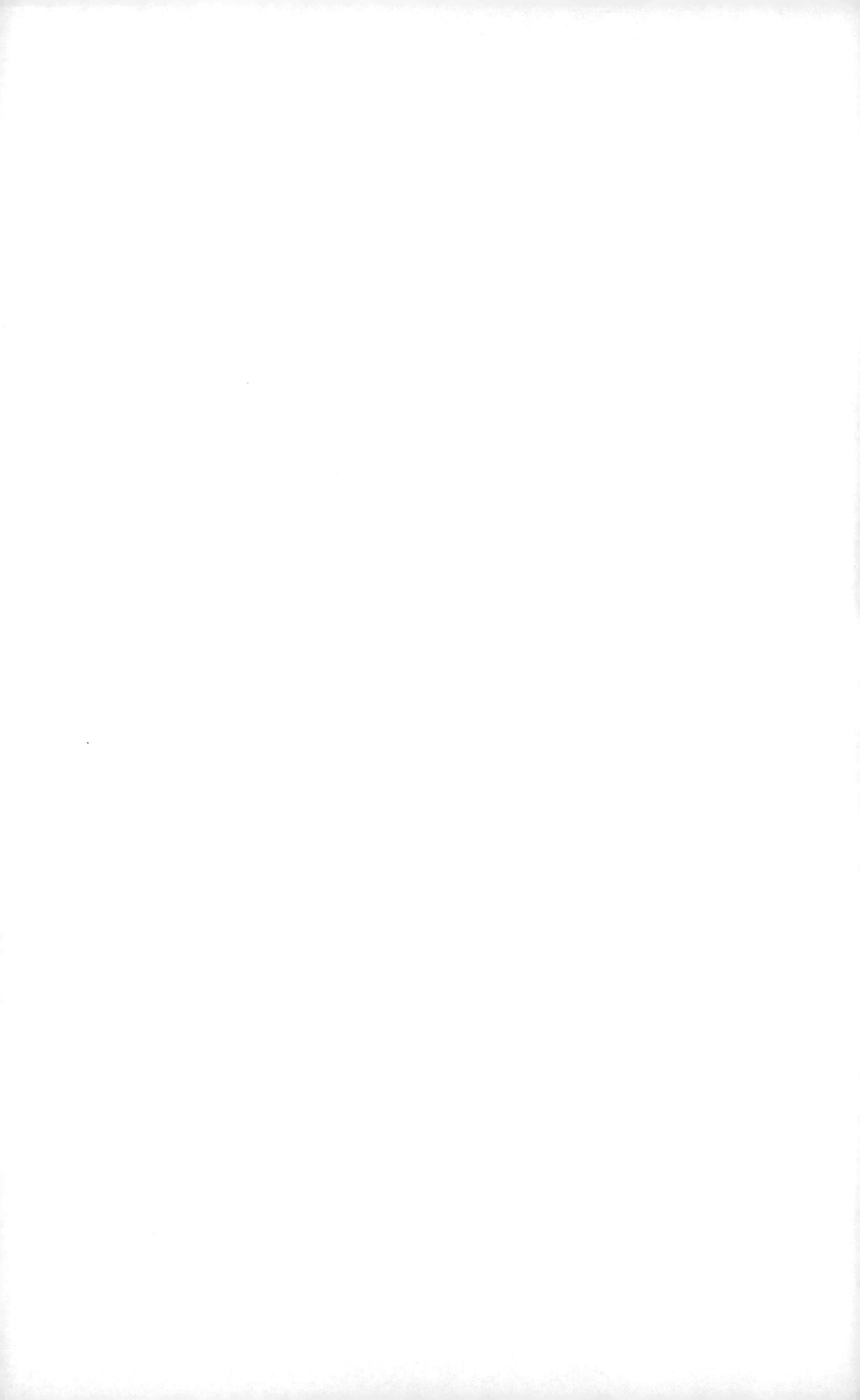

CONSIDÉRATIONS

SUR QUELQUES MALADIES

DE L'ENCÉPHALE

ET DE SES DÉPENDANCES,

SUR LEUR TRAITEMENT, ET NOTAMMENT SUR LES DANGERS DE L'EMPLOI DE LA GLACE;

PAR ALEXIS BOMPARD,

Docteur en Médecine de la Faculté de Montpellier; Médecin de l'Établissement de Charité de Saint-Vincent-de Paul, sous la protection de S. A. R. Madame la Dauphine; Membre du Cercle Médical (ancienne Académie de Médecine); Correspondant de l'Académie Médico-Chirurgicale de Naples; Secrétaire annuel de la Société de Médecine pratique de Paris, etc.

Deuxième Edition.

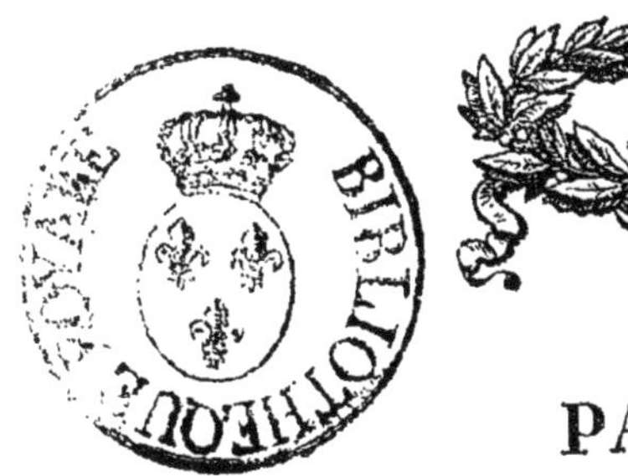

PARIS,

Chez GABON, Libraire, rue de l'École-de-Médecine, n° 10;

MONTPELLIER,

Chez le même, Grande rue, n° 321.

DÉCEMBRE 1828.

ERRATA.

Page 16, ligne 27, *qui* lisez *que*.
— 32, — 12, au lieu *elles*, lisez *ses réponses*.
— 41, — 13, *l'encéphale*, lisez *l'encéphalite*.

DAVID, IMPRIMEUR, BOULEVART POISSONNIÈRE, N. 6.

AVANT-PROPOS.

En puisant dans les crits de Morgani, de MM. Lallemand, Parent eté Martinet, Itard, Bayle, Rochoux, et de beaucoup d'autres, il m'eût été facile de composer une monographie sur les affections de l'encéphale et de ses dépendances; mais un tel ouvrage eut été incomplet dans l'état actuel de la science. J'ai dû me borner, dans ces Considérations, à rappeler succinctement les causes, les symptômes, le pronostic et l'état des organes après la mort, pour arriver au traitement et signaler les inconvéniens que présente l'emploi d'un agent thérapeutique empiriquement administré. J'aurai rempli le but que je me suis proposé, en publiant ce travail, si je puis convaincre quelques médecins du danger attaché à l'usage de la glace dans les affections aigües de l'encéphale et de ses dépendances. Ce moyen est d'autant plus dangereux qu'il est entre les mains de tout le monde, qu'il est prescrit même pour combattre des maladies que l'ignorance décore du nom de fièvre *cérébrale*, et qui n'en ont cependant aucun des caractères.

C'est une chose inconcevable que de voir l'art le plus nécessaire être exercé par des garde-malades, des herboristes, des sage-femmes, enfin par des jongleurs de toute espèce. Parmi ces individus, il en est encore qui conservent une sorte de pudeur, en ne faisant usage que de substances peu actives; mais d'autres, comptant sur l'impunité, sur un hasard heureux, emploient à plaines mains les médicamens que les praticiens éclairés n'administrent qu'avec les plus grands ménagemens. Les uns et les autres nuisent : ceux-ci, par la qualité même des agens qu'ils prescrivent, ceux-là parce que, par l'emploi de substances insignifiantes, ils s'opposent à ce que l'on fasse usage de celles qui seraient appropriées à la nature de la maladie. Par exemple, ne nuit-on pas réellement en faisant prendre à un enfant atteint du croup, quelques cuillerées de ces sirops pectoraux, incisifs, etc., qui abondent dans plusieurs pharmacies ? On perd un temps précieux, le moment opportun d'agir, et la mort arrive au milieu de cette sécurité trompeuse *que les charlatans savent* si bien imprimer dans l'esprit des gens crédules.

Il faut l'espérer, une administration paternelle mettra un terme à un aussi grand désordre, et nous lui indiquons encore (1), comme le plus sûr moyen de faire cesser cet odieux scandale, la création d'une Chambre de discipline à l'instar de celle de MM. les avocats, et qu'appellent de tous leurs vœux les médecins dignes de ce nom.

Je n'ai pas espéré convaincre le lecteur par la beauté et la pureté du style, mais je crois y être parvenu par un moyen plus solide. J'ai sacrifié à la clarté l'élégance que l'on trouve dans quelques ouvrages d'imagination. Dans les sciences, il est peu aisé de remplacer un mot par son synonyme, parce qu'il n'en existe pas de parfait ; et il importe peu, dans ces ouvrages, qui ne brillent que par la diction, de se servir d'une expression préférablement à une autre ; en médecine, surtout, il faut employer le terme propre,

(1) Voyez *Dialogue entre un médecin et un convalescent.* Paris, 1824.

ce qui, sans doute, produit souvent des répétitions qui frappent désagréablement l'oreille; mais elles sont indispensables pour l'intelligence de la chose, pour faire tableau.

Dans la première édition de cet opuscule, ainsi qu'on vient de le voir, je me suis récrié contre cet odieux charlatanisme qu'on rencontre dans la cabane du pauvre, où il lève des contributions, comme dans la maison du rentier; dans l'hôtel de l'homme riche, et qui pénètre même quelquefois dans les palais. Cet état de chose, qui étonne au XIXe siècle, est dû à des causes qui ne peuvent être ignorées, qui toutes sont renfermées dans la loi du 19 ventôse au XI, et dont les principales sont: la rétribution qu'acquitte chaque candidat en prenant ses grades; la facilité singulière avec laquelle on reçoit une foule d'officiers de santé dont la plupart sont illétrés; la troisième, non moins féconde en résultats fâcheux, est l'insuffisance de cette loi pour la repression du charlatanisme. Pour se convaincre de cette dernière vérité, il suffit de jeter un coup-d'œil sur les murs de cette capitale, où, malgré les sages mesures prises par M. le Préfet de Police, on voit encore ces immences placards annoncer aux habitans de Paris ainsi qu'aux étrangers, les succès *surprenans*, *merveilleux* que tel officier de santé, telle sage-femme, ou tel autre individu obtient de son *sirop*, de *sa pâte*, *de sa liqueur*, *de son onguent*, etc., etc. Cette ordonnance a laissé subsister sur les tableaux des sage-femmes, aucune n'ayant reçu une instruction suffisante, une telle *saigne*, *vaccine*, *donne des consultations*, *etc.* On voit encore sur la porte des pharmaciens, des herboristes, l'annonce d'une infinité de panacées; enfin, on n'a pu même empêcher les journaux politiques d'insérer quotidiennement dans leurs feuilles, que le *rob* de tel ou tel docteur guérit *radicalement et sans mercure*, les maladies secrètes; la *pommade* la *poudre* de tel autre, qu'il oppose avec un succès constant contre les maladies herpétiques, etc., etc. Pauvre humanité !

Quand emploiera-t-on enfin, des moyens assez vigoureux pour arrêter un mal qui va toujours croissant, qui, en déshonorant son auteur, porte un préjudice incontestable à la société ?

Ce ne sera pas envain qu'on signalera ces faits à une administration à laquelle nous devons déjà tant d'améliorations importantes ; elle ne laissera pas, *dans un aussi* déplorable état d'anarchie *le plus beau des arts*, si l'existence est le premier intérêt de l'homme.

Aucun médecin n'ayant discuté le point de thérapeutique que j'ai soulevé, je n'ai donc à répondre, dans cette nouvelle édition, à aucune contradiction ; et de leur silence, je pourrais conclure, si déjà ma pratique ne me l'eût prouvé, que j'ai gagné un grand procès, lequel tournera au profit de l'humanité.

CONSIDÉRATIONS

SUR QUELQUES MALADIES

DE L'ENCÉPHALE

ET DE SES DÉPENDANCES,

SUR LEUR TRAITEMENT, ET NOTAMMENT SUR LES DANGERS DE L'EMPLOI DE LA GLACE.

DE L'ARACHNOIDITE OU ARACHNITIS.

C'est ainsi que l'on nomme l'inflammation de l'arachnoïde. Cette phlegmasie, long-temps confondue avec celle de la dure-mère et du cerveau, était connue sous le nom de *phrénésie*. Ce que l'on appelait naguère fièvre *cérébrale*, fièvre *ataxique*, n'était qu'une arachnoïdite généralement compliquée de gastro-entérite. Encore aujourd'hui, quelques praticiens ne distinguent pas ces inflammations, et les décrivent sous le nom de méningite. Cependant l'anatomie pathologique a fait de tels progrès qu'il n'est plus permis de les confondre. Cette distinction, il est vrai, n'est utile que pour le pronostic, les indications thérapeutiques étant les mêmes quel que soit le siége de la maladie;

mais un esprit exact, curieux d'analyser dans leur source les phénomènes qui s'offrent à son observation, ne saurait la négliger; il doit, par de nouvelles recherches, s'efforcer d'éclaircir quelques points encore obscurs de cette partie de la science médicale.

Causes. — Au nombre des causes directes de l'arachnoïdite on place l'insolation, les veilles prolongées, les travaux de cabinet, les plaies, les contusions de la tête; viennent ensuite la suppression de l'action sécrétoire du cuir chevelu, de la peau, des membranes muqueuses; la délitescence d'un érysipèle de la face; le traitement empirique des dartres, de la teigne; la dentition; l'interruption des lochises, des règles, de la sécrétion du lait, des hémorrhoïdes, d'une hémorragie nasale; l'omission d'une saignée; la disparition de la goutte, du rhumatisme. Enfin cette maladie succède assez souvent à la péricardite, à la pleurésie, à la gastro-entérite, à la métrite aiguë et à d'autres phlegmasies. Il n'est pas rare surtout de la voir se déclarer dans le cours du'une métrite chronique, et mettre un terme aux douleurs déchirantes qu'éprouvent les infortunées qui en sont atteintes.

Symptômes. — L'arachnoïdite débute assez ordinairement par une exaltation des facultés intellectuelles, accompagnée de dégoût, de soif, d'insomnie, d'un malaise plus ou moins grand, d'anxiétés générales, de douleurs sourdes à la tête, de frissons irréguliers. La chaleur se développe à la suite de ces phénomènes; les douleurs de tête cessent d'être sourdes; elles deviennent vives et poignantes, et le malade ne tarde pas à se plaindre d'un sentiment de pression sur les yeux. Ces organes sont bientôt rouges, brillans et larmoyans; le regard est fixe; les tégumens du crâne sont gonflés, douloureux, et sur toute l'étendue du corps ils sont secs, chauds et âcres. Parfois la face est le siége d'une éruption erysipélateuse. Pendant la durée de cette phlegmasie, on observe un état de somnolence ou de délire; celui-ci se manifeste par des cris, des gémissemens, des emportemens; ou par une gaîté sans motif, le malade rit aux éclats, il tient des propos sans suite; on en a vu se plaire à cracher sur les assistans. En général, lorsqu'il y a délire, l'insomnie est presque continuelle; l'individu malade ne trouve aucune position agréable; il s'agite sans cesse dans son lit, et, lorsqu'il peut se livrer au sommeil, il en est bientôt privé par des rêves affreux. Les autres fonctions participent au désordre de celles de l'encéphale : la respiration est haute et rare, le pouls dur et vibrant; l'estomac se soulève, il y a même des vomissemens; sans autre symptôme de gastrite, l'urine est claire et incolore; assez généralement le malade est constipé, et lorsqu'on parvient, à l'aide de clystères, à évacuer quelques matières, elles sont sèches et fort dures.

Les symptômes que nous venons de décrire varient selon la portion de l'arachnoïde qui est enflammée. Les phénomènes qui caractérisent l'état morbide de sa portion supérieure, c'est-à-dire de celle qui recouvre la convexité du cerveau, sont les suivans : céphalalgie occipitale ou sans siége fixe; chaleur vive à la tête, face colorée, conjonctives injectées, yeux mobiles et irrités, réaction du système vasculaire sanguin, vomissemens spontanés et qui se renouvellent particulièrement après l'ingestion des liquides, mémoire infidèle, articulation des sons altérée, parole brève, et mouvemens spasmodiques dans diverses parties du corps.

Plus tard, lorsque la maladie a fait quelques progrès, la céphalalgie cesse momentanément, le délire lui succède, sa durée se prolonge plus ou moins; après lui revient la céphalalgie qu'accompagnent encore des mouvemens spasmodiques, un état d'ivresse, de stupeur; un air hébêté et quelquefois une diminution générale de la sensibilité, ainsi que l'immobilité des pupilles, le trimus, des soubresauts dans les tendons, mais plus particulièrement de la rigidité dans les muscles, avec ou sans convulsions.

Lorsque l'inflammation a son siége à cette portion de l'arachnoïde qui recouvre la base et les ventricules du cerveau, la céphalalgie occupe spécialement le front et les tempes; le malade est abattu; il est dans un état de langueur, de somnolence plus ou moins continuelle; ses facultés intellectuelles ne semblent pas être altérées, car il répond juste aux questions qu'on lui adresse; mais il retombe aussitôt dans l'assoupissement d'où il n'est retiré que par de nouvelles questions ou par les efforts des vomissemens qu'il éprouve à des intervalles plus ou moins éloignés.

Les progrès de la maladie sont annoncés par la perte complète des sens, des facultés intellectuelles, par des spasmes variés dans toute l'étendue du corps, remarquables surtout à la bouche, aux yeux, à la tête, qui se renverse continuellement en arrière. Ces derniers phénomènes sont assez constans chez les enfans, au lieu que, chez les adultes, la somnolence est plus ordinaire.

La phlegmasie de l'arachnoïde qui recouvre la portion convexe du cerveau, est donc caractérisée par une céphalalgie sans siége fixe, quoique violente, une grande chaleur à la tête, la coloration de la face, et enfin par le délire; tandis qu'au contraire la céphalalgie, bornée au front et aux tempes, l'assoupissement, sans altération des facultés intellectuelles dans le principe de la maladie, le mouvement de la tête en arrière, indiquent que la phlegmasie occupe cette portion de l'arachnoïde qui recouvre la base et les ventricules.

La marche de l'arachnoïtide est généralement aiguë, quelquefois chronique, et d'autres fois intermittente.

Lorsque cette phlegmasie suit une marche aiguë, sa durée varie de sept à vingt jours. Dans quelques circonstances cependant, elle n'est que de trente-six à quarante heures, et se termine par la résolution, ou par son passage à l'état chronique, ou enfin par la mort. Une heureuse terminaison s'annonce ordinairement vers le cinquième ou sixième jour, par la diminution graduée des symptômes. Si le délire existe, il perd de son intensité; si le malade est dans un état de somnolence, il faut moins d'efforts pour l'en retirer, et il ne retombe pas aussi promptement dans le coma; la moiteur de la peau remplace sa sécheresse, la respiration devient plus libre, le pouls est moins vibrant; assez fréquemment un épistaxis ou une hémorrhagie utérine se déclare, et les fonctions ne tardent pas à se rétablir.

Lorsque l'issue de l'arachnoïdite doit être funeste, les symptômes, loin de perdre de leur intensité, en acquièrent davantage; il survient, en outre, des frissons irréguliers, des syncopes plus ou moins fréquentes; le regard est morne, l'action des organes des sens s'éteint insensiblement, une sueur froide inonde le tête et le front, la langue est tremblante, le pouls inégal; des soubresauts dans les tendons, des mouvemens convulsifs, des paralysies partielles, indiquent une destruction prochaine, qui pourtant ne s'annonce pas toujours par des phénomènes aussi alarmans.

On peut confondre cette phlegmasie avec l'encéphalite, avec l'*hydropisie* des ventricules du cerveau. La gastro-entérite donne assez souvent lieu à des symptômes analogues à ceux de l'arachnoïdite, de manière qu'il est souvent impossible de ne pas se méprendre sur la nature de la maladie. Cette erreur est peu importante pour le traitement, puisque ces affections réclament à peu près l'emploi des mêmes moyens thérapeutiques; mais il n'en serait pas de même si l'on attribuait à la présence des vers dans le canal alimentaire, les phénomènes de l'arachnoïdite : cette méprise a quelquefois eu lieu et a eu des suites fâcheuses, mais on l'évitera en ayant toujours présens à la mémoire les symptômes en quelque sorte pathognomoniques de cette phlegmasie, qui sont une céphalalgie violente, vague ou fixe, le délire ou l'assoupissement, l'injection des conjonctives, le regard fixe, l'œil brillant, l'état de dureté et de vibration du pouls, des mouvemens convulsifs plus ou moins prononcés. Il est des cas, à la vérité, où ces phénomènes sont peu saillans et méritent la plus minutieuse attention; mais lorsqu'on les trouve réunis en certain nombre, on peut affirmer que la maladie existe, et diriger le traitement d'une manière convenable.

Le pronostic de l'arachnoïdite aiguë est toujours fâcheux, et d'après ce que nous avons dit jusqu'ici, le médecin pourra déduire de l'intensité et de la marche des symptômes, les conséquences les plus probables.

Nous avons dit que ce que l'on désignait autrefois sous le nom de fièvre ataxique n'était qu'une arachnoïdite. Nous prouverons la vérité de cette opinion en rapportant la première observation du cinquième ordre de la *Médecine clinique* de Pinel.

« Un élève en médecine, âgé de vingt-six ans, » pendant l'hiver, se livre à l'étude avec opiniâ- » treté, fréquentant les hôpitaux, les amphithéâ- » tres; quelques chagrins se mêlent à ces causes » de maladie. Depuis deux mois, il éprouve des » maux de tête, des nausées, des envies de dormir » après ses repas.

» *Premier jour de la maladie.* Alternatives de » froid et de chaud, légère fièvre, enchifrene- » ment.

» *Troisième jour.* Saignement de nez copieux; » le lendemain, un grain de tartre stibié procure » des vomissemens biliformes.

» *Neuvième jour.* Tristesse, morosité, trouble » dans les idées, pressentiment de sa mort pro- » chaine. Tout-à-coup carus profond, sensibilité » presque éteinte, peau aride, brûlante, contrac- » tion des muscles de la mâchoire diacranienne » (vésicatoires aux jambes).

» *Dixième jour.* Délire taciturne, les yeux fixes » ou fermés, pouls alternativement faible, dé- » primé, naturel, fort, dur, chaleur brûlante, » mais avec des anomalies, respiration tantôt na- » turelle, tantôt précipitée.

» *Onzième jour.* Délire gai ou taciturne, insen- » sibilité, ou bien sensibilité exquise; les yeux » ternes, éteints, ou d'une délicatesse extrême; » face tantôt animée, tantôt pâle.

» *Douzième jour*. Calme le matin, agitation; » le soir, affection carotique (quelques gouttes » d'ammoniaque dans de l'eau).

» *Treizième jour*. Tremblement des mains, des » lèvres, carpologie, soubresauts des tendons, » déglutition gênée ou facile.

» *Quatorzième jour*. Escarre gangreneuse des » vésicatoires, visage pâle et livide, extrémités des » membres froides, aphonie, sueurs froides et » partielles, mort. »

Nous nous bornons à cette seule observation, qui nous indique que les causes qui ont donné lieu à la maladie qu'il nomme *fièvre ataxique sporadique continue*, sont celles de l'arachnoïdite, et chacun sait qu'il n'en est point de plus puissantes que les études opiniâtres et les affections morales.

Quant aux symptômes, *l'état de tristesse*, *de morosité*, *le trouble des idées*, *le carus*, *la perte de la sensibilité*, *l'état brûlant et aride de la peau*, *la contraction des muscles de la mâchoire*, sont certainement des signes qui annoncent l'inflammation de l'arachnoïde. *Le délire*, *le regard fixe*, *le passage du coma au délire*, ne sembleraient-ils pas indiquer que la portion convexe de l'arachnoïde était le siége de l'inflammation, surtout si nous jetons nos regards sur la face que nous voyons alternativement *animée* et *pâle?* Nous n'émettons cette opinion que comme un doute, attendu que l'observation citée est trop incomplète pour que nous puissions irrévocablement fixer nos idées à cet égard; mais nous pensons qu'elle est suffisante pour nous permettre de juger de la nature de la maladie qui a enlevé cet élève en médecine.

ARACHNOIDITE CHRONIQUE.

L'arachnoïdite chronique ne succède pas toujours à l'aiguë; elle s'établit quelquefois d'une manière imperceptible, et lorsqu'on est parvenu à la reconnaître, il n'est souvent plus possible de s'opposer à ses progrès.

Lorsqu'elle succède à l'aiguë, les phénomènes de celle-ci perdent de leur intensité, on dirait que le malade est sur le point de recouvrer la santé, mais cette espèce de convalescence se prolonge, les douleurs de tête, ordinairement continues, persistent à un degré moins intense; le malade a un air hébêté, sa parole devient lente, embarrassée; ses facultés morales s'affaiblissent, par conséquent il y a confusion dans les idées; dans quelques cas, le délire persiste et finit par dégénérer soit en démence, soit en un état d'idiotisme. Les autres fonctions sont également altérées; en un mot, le tableau des symptômes de l'arachnoïdite chronique est le même que celui de l'aiguë, mais avec une teinte plus faible.

Je ne connais aucune observation exacte qui atteste que cette maladie se soit terminée par la résolution; tous les médecins observateurs s'accordent à dire qu'elle donne toujours naissance à de graves accidens que suit la mort, plus ou moins promptement. Le pronostic de cette maladie est donc des plus fâcheux.

ARACHNOIDITE INTERMITTENTE.

L'inflammation de l'arachnoïde peut suivre une marche intermittente, c'est-à-dire, reparaître à des époques fixes. Les faits sur lesquels on peut étayer cette opinion sont peu nombreux et ils ont été mal observés. Si l'on consulte les ouvrages de MM. Coutanceau, Alibert et autres, on se convaincra que les fièvres pernicieuses présentent une foule de phénomènes qui appartiennent à l'inflammation de l'arachnoïde ou de l'encéphale, ainsi que ces savans médecins l'avaient pressenti, et, si leurs travaux sont incomplets sur ce point, c'est qu'ils n'ont pu faire usage des découvertes importantes que nous devons à l'anatomie pathologique. D'utiles recherches restent à faire; en attendant, nous pensons devoir indiquer aux méditations des médecins, l'observation communiquée par M. Deslandes, qui jette un grand jour sur la nature des fièvres dites pernicieuses.

COMPLICATION.

L'arachnoïdite peut exister simultanément avec la pleurésie, la pneumonie, la métrite et autres phlegmasies, mais particulièrement avec la gastro-entérite. Dans ces cas on observe une double série de symptômes qu'il est souvent fort difficile d'analyser, attendu qu'ils ne suivent aucun ordre dans leur apparition; et dans une infinité de circonstances, on ne saurait décider quel est l'organe qui a été primitivement affecté, et c'est une remarque que l'on fait assez constamment lorsque l'arachnoïdite est compliquée de gastro-entérite. Cette dernière maladie existe quelquefois sans la première, et cependant on observe tout ou partie des phénomènes qui annoncent l'inflammation de l'arachnoïde; on croit alors à l'existence de deux phlegmasies, quoiqu'il n'y en ait réellement qu'une, et l'on ne revient de son erreur qu'à l'ouverture du cadavre qui ne présente aucune altération des membranes de l'encéphale; les symptômes que l'on a attribués à l'état morbide de l'arachnoïde n'étaient dus qu'à l'étroite sympathie qui lie l'estomac, le cerveau et ses annexes.

Nécropsie.—Les altérations organiques que l'on remarque chez l'individu qui a succombé à une arachnoïdite varient suivant la durée de la maladie et l'intensité de ses symptômes. Lorsqu'elle a promptement été mortelle ou lorsqu'elle n'a été que consécutive, il n'existe que peu de traces de cette phlegmasie; la membrane a conservé sa transparence, elle semble même ne pas être plus épaisse que dans l'état normal; on y observe seulement un peu plus de rougeur, et cette rougeur échapperait à la vue si on n'avait pas la précaution de rouler une portion de cette membrane entre les doigts. Mais lorsque la maladie s'est prolongée pendant quelques jours, on trouve ça et là des plaques d'un rouge vif qui, dans leur centre, offrent l'aspect de taches de sang, tandis que vers leurs bords, elles sont d'un rouge pâle.

Si la maladie a dépassé une certaine époque, l'arachnoïde est opaque, blanchâtre, rougeâtre, plus dense, plus épaisse dans quelques-unes de ses parties. Assez généralement on trouve sur sa surface une certaine quantité de petites granulations. Chez quelques individus, on observe des adhérences entre les trois membranes de l'encéphale; ces adhérences ont quelquefois lieu avec la substance cérébrale elle-même. Enfin, des observateurs assurent avoir rencontré l'arachnoïde ossifiée, des épanchemens séreux, sanguins et même purulens, soit entre les meninges, soit dans les ventricules du cerveau.

DE L'HYDROCÉPHALE.

Il ne sera question ici que de la maladie que les auteurs désignent sous le nom d'hydrocéphale aiguë, et que l'on rencontre particulièrement chez les enfans depuis la première année de leur naissance jusqu'à l'âge de sept ans.

Causes. — Selon les pathologistes, les principales causes de l'hydrocéphale sont les coups, les commotions violentes sur la tête, la frayeur, la colère; la suppression des hémorrhagies, de la matière qui forme les croûtes laiteuses; les mauvais traitemens de la part des parens ou des instituteurs, surtout lorsqu'ils ne sont pas mérités, etc. Ces causes n'agissent cependant pas également chez tous les enfans; pour qu'elles produisent leurs effets, il faut qu'il existe chez eux une disposition originelle, une sorte de constitution hydrocéphalique particulièrement annoncée par le volume extraordinaire de la tête. Les individus ainsi conformés réclament une attention toute particulière pour éloigner d'eux les causes capables de produire une maladie aussi généralement funeste.

Symptômes. — L'hydrocéphale se déclare par une céphalalgie violente qui s'exaspère par le bruit et par l'action de la lumière; elle arrache des cris, des gémissemens aux enfans qui en sont atteints; ces malheureux sont dans un mouvement continuel de rotation : sans cesse ils portent la main à leur tête, particulièrement vers la bouche, les yeux et le nez; leur pouls est, en général, variable, tantôt il est fréquent, tantôt il est dans son rhythme normal, quelquefois même plus lent et plus faible, et il offre des irrégularités : il est fort d'un côté, tandis qu'il est faible du côté opposé; les muscles de la face sont convulsés; dans quelques circonstances, les convulsions sont générales et alternent avec une grande prostration;

l'anxiété devient extrême; la respiration présente une infinité d'anomalies, d'autres fois elle est naturelle. La céphalalgie disparaît parfois, et elle est remplacée par des douleurs dans la région cervicale, dans les muscles pectoraux et même dans ceux de l'épaule. La figure est animée chez quelques malades; chez d'autres, elle est décomposée et flétrie au dernier degré. L'épigastre est généralement douloureux, quoique la langue soit nette ou légèrement limoneuse. Cet organe est cependant, chez quelques individus, d'une rougeur remarquable vers ses bords et surtout à sa pointe, ce qui annonce l'existence de la gastro-entérite avec l'hydrocéphale; alors, particulièrement chez les enfans à la mamelle, il y a diarrhée, et les matières qu'ils rendent sont jaunâtres, fétides et verdissent promptement au contact de l'air. Si cette complication n'existe pas, le malade est constipé. En général, les urines sont troubles, rares, et elles déposent une matière mucilagineuse et blanchâtre; souvent elles coulent involontairement.

Un écrivain justement estimé, prétend que les yeux des hydrocéphales offrent des caractères particuliers et il donne comme tels leur contraction en haut, tournés de manière à ce que l'on ne puisse apercevoir la cornée transparente, mais seulement la sclérotique; ou bien, les organes sont fixes, comme ceux des individus en extase, et c'est la physionomie qu'il attribue aux hydrocéphales; ou, enfin, dans d'autres circonstances, il y a simplement strabisme. Ces dispositions particulières des organes de la vision ne peuvent être données comme signes pathognomoniques de l'hydrocéphale, car ils sont contestés par plusieurs observateurs, non moins recommandables, qui indiquent les phénomènes suivans comme caractéristiques de cette maladie : grincement des dents, convulsions, hémiplégie, saillie des yeux; injection des conjonctives; perte de la vue; tuméfaction de la face, laquelle est, en général, inondée de sueur et notamment du côté de l'hémiplégie; enfin état apoplectique complet.

Quelques nosographes prétendent que la céphalalgie ne se déclare pas toujours au moment de l'invasion de la maladie, mais seulement lorsque l'épanchement commence à se former et qu'ensuite le malade éprouve un assoupissement d'où il ne sort de temps à autre que pour pousser des cris ou tomber dans de violentes convulsions.

L'hydrocéphale a souvent une marche insidieuse; quelquefois aux symptômes les plus alarmans succède un calme parfait et l'on croit le malade hors de danger, mais tout-à-coup, il survient de nouveaux symptômes, non moins inquiétans que les premiers, qui renouvellent de justes craintes; ces craintes se dissipent encore et font place à une sécurité trompeuse qui donne la cessation des phénomènes morbides, ceux-ci se renouvellent et finissent par conduire le malade au tombeau. Ces alternatives de bien et de mal peuvent se montrer deux, trois et même quatre fois et se présenter sous le type quotidien, tierce, quarte, double tierce, quarte doublé, etc.

Rarement l'hydrocéphale existe dans un état de simplicité; le plus ordinairement elle est accompagnée de gastro-entérite. Dans ce cas, ainsi que nous l'avons dit pour l'arachnoïdite, on observe une double série de symptômes, et souvent il est impossible de reconnaître la maladie primitive.

Cette affection n'a pas une marche fixe, comme toutes les autres phlegmasies; elle arrive plus ou moins promptement à son terme; mais en général, elle ne se termine guère avant six ou sept jours, et va rarement au-delà du vingtième.

Le pronostic de l'hydrocéphale aiguë est des plus fâcheux; lorsque la maladie suit une marche continue, elle est généralement mortelle; mais, si elle est intermittente, et qu'elle ait été reconnue à temps, il y a beaucoup de probabilité pour sauver le malade.

L'observation suivante, extraite de la *Médecine clinique* de Pinel, et que cet auteur donne comme un exemple de fièvre cérébrale, nous semble n'être autre chose qu'une hydrocéphale accompagnée de gastrite, ainsi qu'on pourra en juger en comparant ses phénomènes avec ceux que nous venons de décrire.

« Une femme, âgée de 70 ans, qui habitait de» puis quelque temps la Salpêtrière, rentrant le » soir, par un temps pluvieux, éprouve un léger

» frisson, suivi de chaleur et de constipation. Cet » état continue pendant quelques jours.

» Cinquième jour de la maladie. Entrée à l'in» firmerie. Pouls fréquent, développé (symp» tômes gastriques bien prononcés), face pâle, » les yeux ternes, somnolence, déjections invo» lontaires, confusion dans les réponses.

» Septième jour. Alternatives de somnolence et » de délire taciturne; pouls fort, convulsif.

» Huitième jour. Rémission bien marquée, vio» lent paroxysme; face d'un rouge livide, yeux » gonflés, larmoyans; pouls fort, intermittent » (vésicatoires aux cuisses, sinapismes aux pieds, » vin de quinquina).

» Neuvième jour. Paroxysme suivi de somno» lence plus profonde; aphonie commençante, » respiration stertoreuse.

» Douzième jour. Pouls faible, irrégulier, con» centré; état comateux; mouvemens convulsifs, » surtout des muscles de la face.

» Treizième jour. Coma, respiration stertoreuse, » déglutition difficile.

» Quatorzième jour. Aphonie complète.

» Quinzième jour. Mort.

» *Autopsie cadavérique.* — Epanchement con» sidérable dans le sinus latéral droit du cerveau. » Cette cavité avait acquis une grande capacité. » Ses parois étaient très-amincies; amas d'un li» quide séreux dans les fosses temporales et occi« pitales de la base du crâne. »

En rapprochant les symptômes que fournit le sujet de cette observation de ceux que nous avons décrits comme caractérisant l'hydrocéphale, nous trouvons entre eux la plus parfaite analogie; et en effet, si un malade présentait *une face alternativement pâle et animée, des yeux ternes, gonflés, larmoyans, de la somnolence, de la confusion dans les réponses, du délire, un pouls tantôt fort, tantôt faible, etc.*, ne serions-nous pas fondés à déclarer que cet individu est atteint d'hydrocéphale?

Par un autre rapprochement, il nous serait facile de démontrer que l'hydrocéphale n'est qu'une terminaison de l'arachnoïdite; mais on pourrait objecter que si les symptômes de l'hydrocéphale et de l'arachnoïdite ont quelques analogies, l'ouverture des cadavres ne présente pas les mêmes résultats : cette objection, loin d'infirmer notre opinion, la confirme encore. Nous avons vu que dans l'arachnoïdite la membrame était rouge, et bientôt nous dirons que dans l'hydrocéphale elle est flétrie, et que les ventricules du cerveau se trouvent remplis d'un fluide séreux. La flétrissure de l'arachnoïde, l'épanchement que l'on observe, ne sont-ils pas le produit de l'inflammation? Peuvent-ils être dus à une autre cause? je ne le pense pas. Nous voyons journellement des individus se plaindre de légères douleurs abdominales, y faire peu d'attention d'abord, et tout-à-coup survient un ascite qui enlève le malade, et l'on a lieu de se convaincre, à l'ouverture du cadavre, que la matière de l'ascite a été uniquement le produit de l'inflammation du péritoine. Pourquoi douterait-on que les meninges ne puissent fournir la matière des épanchemens que l'on rencontre dans les ventricules du cerveau, et de la même manière que le péritoine fournit la sérosité dont la collection dans l'abdomen constitue l'ascite? Ces choses sont trop évidentes pour qu'il soit nécessaire de pousser la démonstration plus loin.

Nécropsie. — Selon M. Martinet, les cadavres des individus qui ont succombé à la suite de l'hydrocéphale présentent les altérations suivantes : la portion convexe de l'arachnoïde est sèche et flétrie; celle des ventricules latéraux et de la base paraît être dans son état normal. La pie-mère est ordinairement gorgée de sang; les circonvolutions des hémisphères du cerveau sont considérablement dilatés et remplis par une sérosité limpide, citrine et sans flocon. Si la maladie a duré quelque temps, la voûte à trois piliers et les corps calleux sont ramollis.

DE L'ENCÉPHALITE OU CÉPHALITE.

Tel est le nom que l'on donne à l'état inflammatoire de la substance cérébrale, phlegmasie qui n'a particulièrement fixé l'attention des médecins que depuis les travaux de M. Broussais, quoique

Morgagni eût long-temps avant lui publié ses recherches anatomiques.

Causes. — La vieillesse, de fréquentes congestions cérébrales, disposent à l'encéphalite, ainsi que l'abus des boissons alcooliques et les affections morales tristes. L'hypertrophie du cœur est considérée, par nos meilleurs écrivains, comme une cause puissante de cette maladie. Mais la cause la plus directe est l'action des corps contondans et vulnérans sur les parois du crâne; viennent ensuite les vomissemens multipliés qui ont la funeste propriété d'occasionner l'afflux de sang vers l'encéphale. Quelques pathologistes pensent que l'inflammation du plexus brachial droit est généralement suivie d'encéphalite.

Symptômes. — L'encéphalite qui n'est pas due à des blessures est généralement annoncée par des phénomènes précurseurs qui lui sont communs avec l'arachnoïdite, et particulièrement avec l'apoplexie; tels sont les étourdissemens, les obscurcissemens de la vue, les illusions d'optique, par lesquelles le malade voit colorés en rouge, les divers objets qui l'environnent; plus tard, c'est un état de faiblesse, d'engourdissement, et même des douleurs se font sentir dans tous les membres; il survient en même temps des tintemens d'oreille, etc.; enfin, la maladie se déclare par une céphalalgie vague, fixe, gravative ou violente; la sensibilité générale est exaltée, des mouvemens convulsifs se manifestent dans différentes parties du corps; la rétine est, en particulier, très-irritée et singulièrement contractée; la face est en général colorée, quelquefois néanmoins elle est pâle; la respiration est souvent dans son état normal, ainsi que le pouls, qui, cependant, chez quelques sujets, est dur. Les fonctions intellectuelles ne restent pas dans leur état d'intégrité : le malade est impatient, irascible, inquiet, morose, mélancolique; il est en proie à un sentiment de terreur auquel le délire succède. Ces symptômes persistent pendant un, deux, trois jours et même plus, et disparaissent pour faire place à d'autres. La céphalalgie diminue ou cesse entièrement; le sentiment s'éteint, le coma remplace le délire, les convulsions cessent, la paralysie se déclare, la rétine se dilate, les traits de la face s'altèrent, et lorsque la maladie doit avoir une issue funeste, la respiration devient pénible, stertoreuse, et continue d'avoir lieu ainsi jusqu'à la mort.

D'après ce que nous venons de dire, il est évident que l'encéphalite présente deux périodes bien distinctes : l'une d'irritation et l'autre d'affaissement.

La période d'irritation a une durée variable et est caractérisée par une céphalalgie plus ou moins vive, par l'exaltation des facultés intellectuelles, par une extrême sensibilité; la lumière exerce sur la rétine, qui se contracte extraordinairement, une sensation pénible, et le son produit le même effet sur l'ouie; par des mouvemens convulsifs, continus ou intermittens; par des douleurs dans les membres, etc.

La période d'affaissement est marquée par la cessation de la céphalalgie, par la somnolence et la stupeur; par le trouble de la vue et la perte de l'ouïe, ainsi que par la paralysie des membres; enfin par la déviation de la bouche qui se tourne du côté opposé à la paralysie; pendant la durée de cette période, la peau est insensible; elle l'est à un tel point qu'on peut la pincer et même arracher les poils sans que le malade paraisse éprouver la moindre douleur.

Les contractions musculaires qui ont lieu durant la période d'irritation, s'observent rarement des deux côtés du corps, si on en excepte, selon quelques auteurs, les cas où l'arachnoïdite complique l'encéphalite. La paralysie qui leur succède occupe les membres qui ont été convulsés, et indique qu'un épanchement s'est formé et comprime le lobe du cerveau du côté opposé à la paralysie, de sorte que si celle-ci est à droite l'épanchement existe à gauche, et *vice versâ*.

Dans quelques cas rares, la peau qui recouvre les membres paralysés reste sensible jusqu'à l'extinction de la vie; d'autres fois, elle ne conserve sa sensibilité que pendant les premiers jours, mais elle finit par la perdre, d'abord au membre supérieur et ensuite à l'inférieur.

En général, la phlegmasie est d'autant plus grave que la paralysie est plus prononcée et l'insensibilité de la peau plus marquée; on peut donc, selon l'intensité de ces deux phénomènes, juger de celle de l'encéphalite.

La contraction permanente des muscles qui accompagne, dans certaines circonstances, la paralysie, ne cesse, chez quelques individus, qu'aux approches de la mort; dans d'autres cas, elle alterne avec des mouvemens convulsifs de peu de durée; ces alternatives de contraction et de convulsions se renouvellent à des intervalles peu éloignés, et pendant la durée de ces sortes d'accès, l'œil est brillant, vif, parfois renversé; la face est animée, la bouche déviée du côté opposé à la paralysie, se tourne dans un sens contraire et revient à son état primitif après la cessation des convulsions.

Ces accès se terminent assez ordinairement par une syncope.

Chez d'autres individus, la paralysie n'existe que d'un seul côté, tandis que les convulsions se manifestent également à droite et à gauche: cette circonstance indique la complication de l'encéphalite avec l'arachnoïdite.

On s'est demandé pourquoi, dans l'encéphalite, le coma remplaçait le délire, dès que la maladie avait acquis un certain degré d'intensité; l'on a répondu, avec quelque raison, que l'organe intellectuel étant trop fortement irrité, n'était plus apte à remplir ses fonctions; mais cette irritation n'est pas la seule cause du coma, qui, bien certainement, est aussi l'effet de la compression produite par l'engorgement des vaisseaux cérébraux.

On ne peut rien établir de fixe relativement à la marche de l'encéphalite, qui est généralement très-irrégulière. Tantôt elle est très-aiguë, alors les symptômes se développent avec la plus grande intensité; tantôt elle est moins aiguë, et la maladie se prolonge pendant deux et même pendant trois septenaires : dans ce cas, les phénomènes qui la caractérisent se dessinent moins fortement, ce qui s'observe particulièrement chez les sujets lymphatiques; enfin, l'encéphalite suit une marche chronique. Nous n'examinerons point cet état, qui n'appartient pas à l'objet que nous nous sommes proposé dans ces considérations.

L'analogie qui existe entre les phénomènes de l'encéphalite et de l'arachnoïdite, à leur début, nous laisse souvent dans le doute et même nous met dans l'impossibilé de décider si les symptômes qui s'offrent à notre observation appartiennent plus particulièrement à telle maladie qu'à telle autre; ce n'est que lorsqu'aux phénomènes d'irritation succède un état paralytique, que nous pouvons affirmer que la substance cérébrale est altérée, et jusqu'ici on n'a indiqué comme signe pathognomonique de l'encéphalite, que la paralysie qui remplace les mouvemens convulsifs remarqués durant le cours de sa première période.

Le pronostic de cette phlegmasie est des plus fâcheux; je ne connais aucune observation établissant d'une manière irrécusable l'existence de cette maladie, qui se soit terminée par le retour de la santé.

Nécropsie. — La couleur de la masse cérébrale varie suivant l'intensité et la durée de la phlegmasie : si elle n'a été que de quelques jours, la substance grise du cerveau est d'une couleur rosée, légèrement rougeâtre ; cette couleur existe également dans la substance blanche, mais à un moindre degré. Des filamens vasculaires s'observent dans ces substances, mais ils ne fournissent pas de sang lorsqu'on en fait la section.

Si la maladie s'est prolongée, le cerveau est rouge, l'injection vasculaire est très-marquée, la substance cérébrale est ramollie dans une plus ou moins grande étendue, mais jamais en totalité. Dans quelques cas, le sang a paru être intimement combiné avec la substance encéphalique, laquelle est d'un rouge violet, et alors il est assez ordinaire de rencontrer çà et là de très-petits épanchemens.

Quand l'inflammation s'est prolongée et qu'elle s'est terminée par la suppuration, le cerveau a perdu sa couleur, et un liquide séro-purulent est combiné avec sa pulpe, et, dans quelques points, on rencontre des gouttes de matière purulente d'une couleur grise ou jaunâtre : ces petits foyers purulens s'observent particulièrement dans les circonvolutions et au centre des hémisphères du cerveau. Dans d'autres circonstances, le pus forme de longues fusées ou de vastes clapiers, et assez souvent il est enfermé dans une espèce de kiste.

Les parties du cerveau les plus sujettes à l'inflammation sont, suivant tous les observateurs, le corps strié, la couche des nerfs optiques, les circonvolutions, la protubérance annulaire et le cervelet, parties où vont se rendre presque tous les vaisseaux qui se portent à l'encéphale.

APOPLEXIE.

Ce mot a été employé par les médecins de tous les âges pour désigner une maladie qui éteint promptement la vie; mais ils ne l'attribuaient pas à la même cause; les plus anciens la regardaient comme l'effet du développement spontané des vents dans le corps; d'autres avaient imaginé qu'elle provenait de l'échauffement ou du refroidissement du cerveau. Galien disait qu'elle était due à la perte de la chaleur innée et à l'obstruction des vaisseaux sanguins, etc. On sent la faiblesse de pareilles théories, nous ne les discuterons pas. Ce n'est qu'aux recherche des médecins anatomistes modernes que nous devons la connaissance de la vraie nature de cette affection. Depuis quelques années, M. Rochoux, après de longs et judicieux travaux, a cru devoir l'attribuer à l'hémorrhagie cérébrale que l'on désigne sous le nom d'hémencéphale; il est vrai, que dans la plupart des cas, on rencontre des épanchemens sanguins dans le cerveau des individus qui ont succombé à la suite de cet ensemble de symptômes que l'on est convenu de nommer apoplexie; mais on ne peut raisonnablement admettre que l'épanchement soit la cause des phénomènes que l'on observe, puisqu'on les rencontre chez des individus où il n'existe aucun épanchement.

Causes. — Nous diviserons les causes de l'apoplexie en celles qui agissent directement sur l'encéphale et en celles qui n'agissent que sympathiquement sur cet organe.

Au nombre des premières on doit placer les commotions du cerveau, l'arachnoïdite, l'insolation; les passions vives, comme les chagrins, la colère, la joie excessive, etc.; l'abus du coït; des études opiniâtres; des veilles ou le sommeil trop prolongés; l'habitude de se coucher et de lire ayant la tête basse; son inclinaison dans certaines professions.

Au nombre des secondes, on range l'usage habituel des alimens succulens, indigestes, pris en grande quantité; celui des vins généreux, des liqueurs, etc.; l'emploi de bains très-chauds; l'exposition à un froid vif; la suppression de la sueur, d'un exutoire, d'une hémorrhagie, l'omission d'une saignée habituelle ou d'un purgatif; la disparition de la goutte, du rhumatisme; la gastrite, l'entérite; l'empoisonnement par certaines substances narcotiques; le passage d'un calcul biliaire dans le canal cholédoque, la présence des calculs ou seulement des graviers dans les voies urinaires; l'oblitération d'un vaisseau.

Il est des causes sympathiques qui agissent plus puissamment encore que celles que nous venons d'énoncer; ce sont celles qui augmentent de beaucoup l'activité des organes de la respiration : tels sont les cris, le chant, la déclamation, surtout chez les individus atteints de l'hypertrophie du ventricule gauche du cœur ou de dyspnée.

Enfin, l'apoplexie est plus particulière aux vieillards qu'aux jeunes gens, aux hommes qu'aux femmes, aux habitans des villes qu'à ceux des campagnes; elle est plus fréquente vers les solstices et les équinoxes qu'aux autres époques de l'année; on la voit se manifester pendant les hivers qui succèdent à des étés chauds et secs, lorsque le froid se déclare subitement et avec intensité.

Les causes que nous venons d'énumérer sont assez puissantes pour agir chez tous les individus, et leur action est d'autaut plus sûre que la personne qui y est soumise se trouve douée de la constitution que l'on nomme apoplectique, qui s'observe surtout chez les individus nés de parens qui ont succombé à l'apoplexie, et qui consiste dans un embonpoint excessif, dans un cou gros et court, dans le développement de l'abdomen, dans la rougeur et la couleur pourprée de la face, surtout après le repas ou après une légère émotion, ou lorsque la personne se baisse. Chez ces individus, les veines jugulaires ont un volume remarquable, leur pouls est plein, fort, et principalement très-fréquent relativement à l'âge.

Symptômes. — L'apoplexie est généralement annoncée par des phénomènes précurseurs auxquels on devrait porter plus d'attention ; ce serait le moyen d'éviter le développement d'une maladie trop souvent meurtrière. Ces phénomènes sont des vertiges passagers, des pesanteurs et des douleurs de tête, une sorte d'étourdissement, la perte de la mémoire, de la difficulté dans l'exercice des facultés intellectuelles, la diminution ou même la perte de la vue et de l'ouïe. Dans beaucoup de cas, l'individu croit voir passer des bluettes, des brouillards devant ses yeux ; il a des tintemens, des bourdonnemens d'oreille ; le goût et l'adorat diminuent ; très-souvent, il y a engourdissement d'une des parties du corps, et particulièrement de la langue. D'autres phénomènes se présentent : chez l'un, c'est un sentiment général de fourmillement, des crampes dans les muscles de la jambe ; chez l'autre, c'est un assoupisssement, un besoin de dormir, un sommeil profond et pendant lequel le malade ronfle, éprouve des accès de cauchemar et des grincemens de dents, etc Je pense que c'est à ce groupe de symptômes que l'on doit rapporter l'état désigné sous le nom de congestion cérébrale ou polyxmie.

Les symptômes précurseurs que nous venons de décrire sont toujours accompagnés de la couleur bleuâtre du pourtour des orbites et de l'injection des conjonctives.

On serait dans l'erreur si l'on pensait que la réunion de plusieurs d'entre eux fût nécessaire pour faire craindre une prochaine attaque : la présence d'un seul suffit pour décider le médecin prudent à agir. Quelques-uns de ces phénomènes annoncent un danger plus prochain que tels autres ; ainsi, lorsqu'on observe de légères contractions dans les muscles de la face, et particulièrement dans ceux des lèvres, surtout si une de leurs commissures se porte en dehors, il faut se hâter d'administrer les moyens les plus énergiques et les plus propres à prévenir l'attaque.

L'invasion de l'apoplexie est généralement subite; rarement elle s'établit avec lenteur. Au moment de l'attaque, le malade tombe s'il est debout, se laisse aller sur son siége s'il est assis; ensuite, on observe une série de phénomènes plus ou moins intenses, suivant la gravité de la maladie. De là les auteurs reconnaissent trois espèces d'apoplexie : l'une faible, l'autre plus intense, et la troisième foudroyante. Pour plus de clarté, nous admettrons ces trois espèces, sans cependant vouloir établir entre elles une ligne de démarcation, parce que nous sommes bien convaincus qu'il existe une infinité de nuances intermédiaires que l'on ne peut décrire.

Apoplexie faible. — Ordinairement cette espèce d'apoplexie s'établit lentement et n'est caractérisée que par l'exaspération des phénomènes précurseurs; la somnolence est plus marquée, la tête plus pesante, les fonctions cérébrales s'altèrent de plus en plus, la gêne dans les mouvemens de la langue augmente : cet organe se dévie ordinairement, c'est-à-dire que sa pointe se porte à droite ou à gauche; l'articulation des sons devient plus embarrassée, les membres sont engourdis et éprouvent un sentiment de formication. Le malade ne perd pas ordinairement connaissance; il répond juste aux questions qu'on lui adresse, mais aussi quelquefois elles sont inexactes.

Apoplexie forte. — Dans cette espèce, la maladie s'établit promptement; l'assoupissement ne tarde pas à être profond; la langue est paralysée, sa pointe se porte à droite ou à gauche, il y a distorsion de la bouche, la parole est altérée; le malade balbutie ou il y a aphonie; il grince des dents; ses facultés morales sont diminuées ou suspendues; l'action des organes des sens est considérablement altérée et souvent nulle; le sentiment de l'existence est perdu; l'individu est dans un état de stupeur : un ou deux membres sont paralysés; quelquefois la paralysie existe à l'extrémité supérieure droite, tandis que l'extrémité abdominale gauche est dans le même état et *vice versâ*; d'autres fois, la paralysie occupe les membres du même côté, et ce sont les cas les plus ordinaires.

Les yeux sont généralement saillans, fixes,

étincelans, les pupilles dilatées, principalement du côté paralysé; quelquefois elles sont resserrées, mais ce phénomène est rare et indique un état pathologique de l'arachnoïde; en général la salive est écumeuse et sort en abondance; les lèvres sont bordées d'une mucosité visqueuse et sanguinolente; le front, la face, le cou, sont généralement d'un rouge plus ou moins foncé, quelquefois violets, chauds et gonflés; dans quelques cas, ces parties sont pâles et froides; les veines jugulaires sont saillantes; les joues se gonflent et s'abaissent alternativement par l'effet de l'introduction et de l'expulsion de l'air dans les organes pulmonaires; la déglutition est difficile, souvent elle est impossible; les boissons sont rejetées par la bouche et par le nez; elles provoquent souvent la toux et même des convulsions. Dans cette dernière circonstance, on doit soupçonner l'existence d'une altération concomitante de l'estomac ou des poumons. L'état de la respiration n'est pas toujours le même; chez quelques apoplectiques elle est rare, lente; chez d'autres, haute et stertoreuse; le pouls est large, dur, rare et vite. Quelques malades laissent échapper leurs excrémens et leurs urines, et sont, en général, dans une immobilité complète; quelques-uns cependant éprouvent des mouvemens convulsifs dans les muscles de la face, mais particulièrement dans ceux des mâchoires.

Apoplexie foudroyante. — Au moment de l'attaque, le malade semble comme frappé par la foudre; il tombe tout-à-coup dans l'assoupissement le plus profond, sa respiration est haute et stertoreuse, son pouls est fort et dur; les excitans les plus énergiques sont impuissans pour réveiller la sensibilité qui est éteinte pour toujours, car il est rare que le malade ne succombe pas en peu d'heures lorsque la maladie se déclare avec une telle violence.

L'apoplexie, quel que soit son degré d'intensité, se termine rarement par le retour complet de la santé, mais très-communément par la paralysie ou par la mort.

La terminaison par le rétablissement de la santé est annoncé par la diminution des symptômes, par des hémorrhagies nasales ou utérines, par un écoulement abondant d'urine, ou par des selles copieuses, quelquefois par l'une et par l'autre à la fois; la sensibilité générale ne tarde pas à renaître ainsi que celle des sens; bientôt les facultés intellectuelles reprennent leur intégrité ou à peu près; le malade se plaint de frémissemens dans les muscles; les fonctions se rétablissent, ce qui prouve que l'action du cerveau sur les viscères recommence à avoir lieu; la face reprend son expression naturelle, la parole devient plus libre, quoique la bouche continue à être déviée. Pendant la durée de ce phénomène on doit se tenir sur ses gardes, la maladie étant plus sujette à se renouveler.

Les individus âgés, ou ceux chez lesquels l'attaque a été violente, ne se rétablissent jamais complètement ; ils conservent toujours une espèce de faiblesse dans les muscles qui ont été paralysés ; quelquefois, cette paralysie est accompagnée de démence ; dans tous les cas, la prononciation continue à être gênée, la mémoire n'est plus ce qu'elle était avant et les facultés intellectuelles perdent de leur énergie ; la vue et l'ouïe s'affaiblissent ; cette dernière affection est plus fréquente que la première.

Les jeunes gens qui ont été frappés d'apoplexie par suite de causes accidentelles, peuvent espérer une guérison parfaite ; mais ils ne doivent rien négliger, pas plus que les vieillards, pour éviter les rechutes que, malheureusement, la plus légère cause peut occasionner.

Quand l'apoplexie doit se terminer par la mort, les symptômes acquièrent plus d'intensité, la stupeur s'accroît, le sentiment de l'existence s'éteint ; l'action du cerveau sur les organes est nulle ; la face perd sa coloration et se couvre d'une sueur visqueuse et froide ; l'éclat de l'œil disparaît, la cornée se trouble ; les pupilles se dilatent de plus en plus et finissent par devenir immobiles ; les lèvres se gonflent ; le grincement des dents devient plus fréquent ; la bouche se dévie davantage ; si on administre quelques boissons elles tombent avec bruit dans le pharynx ; la vapeur pulmonaire est froide ; la respiration devient de plus en plus rare et ronflante ; le pouls s'accélère et s'affaiblit en même temps ; les urines sortent involontairement ainsi que les excrémens ; enfin, les membres se refroidissent, s'étendent et le malade succombe.

La marche de l'apoplexie est continue, ainsi qu'on l'a vu par la description que nous venons d'en donner; mais ne peut-on pas admettre qu'elle est parfois intermittente? Si nous consultions les écrits de Pison, de Werlhof, de Torti et autres, nous serions tentés d'admettre cette espèce d'apoplexie, car ils s'accordent tous à dire que pendant la durée de l'accès des fièvres qu'il nomment périodiques pernicieuses, les malades sont privés de la faculté de sentir, de se mouvoir, et qu'ils ne donnent d'autres signes de vie qu'une respiration ronflante, stertoreuse, etc.; mais, d'un autre côté, les observations sur lesquelles on pourrait étayer cette opinion sont très-incomplètes, par conséquent insuffisantes pour fixer les idées à cet égard. Cette question ne pourra être résolue que lorsque nous aurons assez de faits nouveaux, observés et décrits avec exactitude et bonne foi.

En réfléchissant sur ce que nous venons de dire, il sera aisé de concevoir que le pronostic de l'apoplexie est toujours des plus fâcheux.

Nécropsie. — Morgagni a dit, et l'expérience journalière justifie ce qu'avança cet homme célèbre, que l'on pouvait reconnaître qu'un individu était mort à la suite d'une apoplexie, et il donne comme signes certains de cette mort la rougeur, le gonflement et la turgescence de la face, qui persistent quelque temps après le décès; la bouche et les narines du cadavre sont remplies de sang ou de mucosités sanguinolentes, et enfin les membres conservent leur souplesse et ne se roidissent qu'environ vingt-quatre heures après l'extinction de la vie.

Dans quelques cas, en incisant le cerveau, on en voit s'échapper quelques gouttes de sang, sans remarquer aucune altération dans sa substance; dans d'autres, plus communs, on rencontre un épanchement sanguin dans l'hémisphère du cerveau, du côté opposé aux membres paralysés. Ce liquide est, ou réuni en un seul foyer, ou renfermé dans une infinité de petites cavités; quelquefois il est intimement combiné avec une portion de la masse cérébrale avec laquelle il forme une espèce de bouillie d'un rouge brun.

Le siége de ces épanchemens se trouve aux mêmes endroits que ceux où l'on rencontre le ramollissement à la suite de l'encéphalite, c'est-à-dire, vers le corps strié, sur la couche des nerfs optiques, sur les circonvolutions, sur la protubérance annulaire et sur le cervelet.

RÉSUMÉ.

Lorsqu'on est appelé au début de l'une des maladies que nous venons de signaler, on remarque les phénomènes suivans : le malade est généralement couché sur l'un des côtés, et un peu sur le dos; la tête est penchée sur le haut du thorax, mais il ne conserve pas long-temps cette position, il en change à tout instant, pour reprendre bientôt la première, qui paraît être la moins pénible. La face est rouge et animée; les yeux sont également rouges, brillans et larmoyans; les pupilles sont dilatées ou resserrées et très-sensibles à l'action de la lumière; les tégumens du crâne sont gonflés, douloureux, et, sur toute l'étendue du corps, ils sont secs, chauds et âcres; quelques malades sont dans un état de somnolence, d'autres, dans le délire; dans l'un comme dans l'autre cas, ils portent assez constamment la main à la tête; chez tous la céphalalgie est vive; les membres sont, en général, agités par des mouvemens convulsifs qui alternent, parfois, avec une prostration extrême; presque toujours les muscles de la face sont contractés; la respiration est haute et rare; le pouls dur et vibrant, ou lent et faible; chez quelques malades il conserve son rhythme normal; la langue offre quelques différences; chez les uns, elle est humide, chez les autres, elle est rouge et sèche; la plupart ont des vomissemens sans autres symptômes de gastrite; mais chez quelques individus ils sont accompagnés de rougeur sur les bords de la langue, de douleur à l'épigastre, de diarrhée et des autres phénomènes qui caractérisent la gastro-entérite. Si cette complication n'existe pas, le malade est constipé, et dans tous les cas, les urines sont ou suspendues ou coulent en petite quantité, et sont claires et incolores.

A mesure que la maladie fait des progrès, les symptômes s'exaspèrent, le délire est remplacé par la somnolence; si celle-ci s'est manifestée d'abord, elle devient plus profonde, les mouvemens convulsifs augmentent, et un état de paralysie et d'insensibilité leur succède; la respiration devient stertoreuse; le pouls faiblit et offre en même temps une intermittence très-prononcée; les pupilles, presque toujours resserrées au commencement de la maladie, se dilatent d'une manière extraordinaire et deviennent insensibles; la langue se sèche, se fendille, les écailles prennent une couleur noire; la face cesse d'être rouge, elle se grippe et se couvre d'une sueur froide et visqueuse, ainsi que le cou et le haut de la poitrine; la respiration devient de plus en plus stertoreuse, et la mort met enfin un terme à une situation si déplorable. Chez les enfans, l'instant fatal, survient en général, au milieu des convulsions.

Dans le commencement de la maladie, le diagnostic particulier des affections précédemment décrites est fort difficile, s'il n'est impossible; car, pour reconnaître le vrai siége de l'inflammation, il faut qu'elle ait déjà fait quelques progrès. Nous présumons que la portion convexe de l'arachnoïde est le siége de la maladie lorsque la céphalalgie occupe l'occiput; mais ce symptôme ne peut changer la présomption en certitude que lorsque le délire le remplace, et lorsqu'il est suivi de mouvemens convulsifs, de trismus, d'un état d'ivresse, de l'immobilité des pupilles.

L'état de somnolence, d'intégrité des facultés intellectuelles, la céphalalgie frontale, une pression sur les yeux, font justement soupçonner l'existence de l'inflammation de la portion de l'arachnoïde qui recouvre la base et les ventricules du cerveau, et la perte des sens et des facultés morales, par les progrès de la maladie, indique, à n'en pouvoir douter, le siége de la phlegmasie. C'est surtout chez les enfans que l'on observe plus particulièrement cette inflammation; au lieu que la phlegmasie de la portion convexe de l'arachnoïde est plus commune chez les adultes.

L'hydrocéphale débute comme l'arachnoïdite, dont elle n'est qu'une variété, par une céphalalgie violente, par des mouvemens convulsifs, etc. On ne peut donc, à l'aide de ces signes, déterminer d'une manière précise si le malade est atteint d'arachnoïdite proprement dite, ou d'une hydrocéphale, ce qui ne peut avoir lieu que lorsque, chez un enfant aux symptômes ci-dessus viennent se joindre des grincemens de dents, des convulsions, alternant avec un état de paralysie, lorsque l'œil du côté paralysé est insensible à l'action de la lumière, lorsque la figure contracte un caractère particulier de flétrissure, et qu'elle se couvre d'une sueur froide et visqueuse presque au commencement de la maladie, et enfin lorsque la tête exécute des mouvemens de rotation en arrière.

Tous les écrivains s'accordent à dire que les phénomènes précurseurs de l'encéphalite sont les mêmes que ceux de l'arachnoïdite et de l'apoplexie. Pendant la première période de ces affections, il est assez difficile d'en faire la distinction ; mais lorsque la période d'affaissement succède à celle d'irritation, il ne peut plus rester de doute, la paralysie qui se manifeste à la suite des convulsions est un symptôme pathognomonique de la phlegmasie de l'encéphale. L'on distinguera l'hydrocéphale de l'encéphale, et par les symptômes que nous avons indiqués, et par l'alternative des convulsions et de la paralysie. Je répète cette circonstance qui est importante.

L'âge de l'individu, la respiration stertoreuse dès le début, la torsion de la bouche, la déviation de la langue, suffisent pour faire distinguer l'apoplexie des autres maladies du cerveau, et aucune méprise ne saurait avoir lieu lorsque l'apoplexie se déclare tout-à-coup.

TRAITEMENT.

Si nous avons éprouvé quelques difficultés à décrire les maladies de l'encéphale dont nous venons de nous occuper, si ces difficultés nous ont paru plus grandes lorsque nous avons cherché à fixer les caractères qui les distinguent, nous en éprouverions bien davantage si nous avions la prétention de vouloir établir un traitement qui pût, dans tous les cas, être couronné de succès. S'il n'appartient pas à la philosophie de triompher de toutes les affections morales, il appartient encore bien moins à la médecine d'oser prétendre de guérir tous les maux physiques. Pour l'homme réfléchi, pour celui qui s'est efforcé d'étudier les lois de la nature, cette vérité ne passera pas pour un paradoxe, et ne pourra servir de texte aux déblatérations de quelques esprits fâcheux et sombres, qui lancent trop souvent et si mal à propos le sarcasme contre une classe de citoyens utiles, laborieux et instruits. Si l'application des règles de l'art de guérir n'a pas toujours le résultat qu'on a droit d'en espérer, nous ne devons pas en attribuer la faute à la médecine, mais à la force des causes de destruction qui sans cesse nous assaillissent, qu'en naissant nous apportons quelquefois en nous, et qu'accroissent encore notre intempérance et nos vices.

Dès que le médecin est arrivé auprès du malade, il doit, par les recherches les plus minutieuses, s'assurer de la nature de l'affection qu'il a à combattre, ne pas imiter ces hommes hardis qui se hâtent de prononcer avant d'avoir employé les moyens nécessaires d'investigation. La lenteur est, selon moi, une vertu aussi indispensable au médecin qu'au juge; la précipitation, chez eux, peut avoir des suites irrémédiables.

Dans les maladies aiguës de l'encéphale, la rougeur de la face, l'injection des conjonctives, la céphalalgie, le délire ou la somnolence; le gonflement, la chaleur et l'état douloureux des tégumens; les mouvemens convulsifs des membres, la gêne de la respiration, la dureté du pouls, etc., indiquent un état d'irritation du système vasculaire sanguin, dont le principal siége existe au cerveau ou à ses annexes. C'est contre cette irritation qu'il convient d'agir, et la raison, d'accord avec l'expérience, attribue aux émissions sanguines la propriété de ralentir l'action vitale, l'irritation n'étant qu'un surcroît de cette action; c'est donc à ces moyens qu'il faut recourir pour sauver la vie du malade.

Parmi les émissions sanguines, le choix du praticien devra se fixer sur la saignée toutes les fois qu'elle sera praticable; il s'agit ici de tirer, en peu de temps, une grande quantité de sang; l'ouverture d'un vaisseau sanguin opère promptement le vide que l'on veut obtenir : c'est donc ce mode particulier qui doit être préféré. Cette opération peut être pratiquée à l'artère temporale, à la jugulaire, aux bras, aux pieds. Examinons quels avantages on peut obtenir de l'ouverture de tel vaisseau plutôt que de tel autre.

L'ouverture de l'artère temporale semblerait être plus convenable; par son moyen on obtiendrait plus facilement la diminution de l'état morbide dû à la sur-excitation du système vasculaire sanguin; cependant on y a rarement recours, non-seulement à cause de certains préjugés populaires, mais encore parce que l'artériotomie temporale peut donner lieu à quelques accidens.

L'ouverture de la jugulaire, en dégorgeant instantanément la tête, doit être préférée à celle du bras. Pour en obtenir des résultats avantageux, il faut qu'elle soit abondante; mais il n'est pas toujours possible d'obtenir la sortie d'une assez grande quantité de sang; c'est pourquoi elle est rarement pratiquée. Quoi qu'il en soit, si l'on ouvre cette veine, il faut se conformer à l'opinion des auteurs qui recommandent de placer les pieds dans l'eau chaude tout le temps que le sang coule.

La veine du bras est celle que l'on ouvre le plus ordinairement. Il faut plutôt attribuer cette pratique à la commodité qu'à des vues thérapeutiques bien calculées. Mais aucune émission sanguine n'est plus avantageuse, dans les cas de maladies de l'encéphale, que la saignée du pied, soit parce qu'elle produit plus généralement la syncope, soit parce qu'elle dégorge plus particulièrement la tête. Ce fait est prouvé par l'expérience de chaque jour.

Quel que soit le mode d'émission sanguine qu'on ait adopté, la saignée devra être renouvelée si les symptômes persistent, c'est-à-dire, lorsque la coloration de la face, l'injection des conjonctives, la dureté et la fréquence du pouls continuent. Si le médecin a fait choix du bras pour extraire le sang, il doit encore, dans ce cas, employer le bain de pieds pendant l'opération, et il le rendra irritant par l'addition d'une poignée de muriate de soude ou de quelques onces de farine de graine de moutarde.

La saignée ne remplit pas toujors l'attente du patricien; assez souvent les symptômes conservent leur intensité, si même ils ne s'aggravent : alors une deuxième et quelquefois une troisième saignée est indiquée. En général le peu de succès que l'on obtient dans l'amendement des symptômes, après une première émission sanguine, doit être attribué à une trop petite quantité de sang extrait; en conséquence, on devra être peu reservé et se rappeler qu'il y a moins d'inconvénient d'en extraire plus que moins.

Lorsqu'on a obtenu une diminution dans l'intensité des phénomènes généraux et que néanmoins les symptômes locaux persistent, il convient d'attaquer le mal directement, en appliquant un certain nombre de sangsues le plus près possible du siége du mal, et, comme la saignée générale, la saignée locale doit être renouvelée selon le besoin.

Chez différens individus et notamment chez les enfans en bas âge, la phlébotomie n'est pas praticable; alors c'est à l'application des sangsues qu'il faut recourir, et on en déterminera la quantité suivant l'âge du malade, l'intensité des symptômes, etc.; en n'oubliant jamais qu'il convient d'extraire moins de sang chez l'individu lymphatique, que chez celui qui est doué d'une constitution pléthorique. Quant au lieu où cette application doit être faite, il varie, suivant quelques auteurs, selon le siége de l'inflammation que l'on veut combattre. Si la phlegmasie occupe la portion convexe de l'arachnoïde, on conseille de les placer derrière les oreilles, à la partie postérieure du cou, ainsi que sur les clavicules; lorsque c'est la portion de cette membrane qui recouvre la base et les ventricules de l'encéphale que l'on soupçonne être dans un état morbide, c'est spécialement aux tempes que cette application doit être faite. Dès que les sangsues sont tombées, on facilite l'écoulement du sang à l'aide de lavages plus ou moins souvent renouvelés et en même temps on met le malade dans un bain de pieds simple ou sinapisé.

Il est rare qu'une seule application de sangsues soit suffisante pour arrêter les effets désastreux de l'inflammation existante; on devra la renouveler suivant les circonstances, et c'est à l'expérience du médecin à décider sur la nécessité d'y recourir en temps utile. Les préceptes que l'on peut donner à cet égard sont trop généraux, une longue pratique est indispensable pour pouvoir agir avec succès.

Dans la majorité des cas, il est fort difficile et toujours très-incommode de tenir le malade dans un pédiluve; on supplée avantageusement à ce moyen en couvrant ses pieds et ses jambes avec d'épais cataplasmes de farine de graine de lin, et en enveloppant le tout avec une toile cirée. Ces cataplasmes doivent être changés toutes les deux ou trois heures. Dans plusieurs cas très-graves, nous avons obtenu de grands succès de l'emploi de ces topiques, en établissant en même temps un écoulement sanguin continuel, soit après une saignée abondante, soit après avoir retiré beaucoup de sang par l'application des sangsues. Nous entretenions la sortie de ce liquide en réappliquant deux, trois, et même quatre de ces animaux, que nous remplacions par d'autres dès qu'ils étaient tombés, jusqu'à ce que les symptômes perdissent de leur gravité.

Nous pensons qu'il serait oiseux de recommander une diète sévère; néanmoins le médecin doit faire connaître aux personnes qui entourent le malade, tous les dangers qui pourraient en résulter pour lui, si on ne s'abstenait de lui donner des alimens. Qui ignore que journellement l'ingestion prématurée de substances nutritives a des suites funestes? Dernièrement j'ai eu la douleur de perdre un enfant de sept ans, confié à mes soins, au onzième jour d'une arachnoïdite, par la sollicitude mal entendue de sa mère, qui lui fit prendre, malgré ma défense expresse, une tasse de café au lait. Presque à l'instant même des vomissemens se déclarèrent, le visage reprit la couleur rouge qu'il avait naguère, des douleurs à l'épigastre se manifestèrent, et les vomissemens devinrent plus fréquens et très-douloureux; enfin le malade succomba dans des convulsions, environ douze heures après avoir pris ce café. A l'ouverture du cadavre nous trouvâmes les vaisseaux du cerveau gorgés de sang, les méninges couvertes d'une mucosité blanchâtre, et la muqueuse de l'estomac d'un rouge foncé.

Il est nécessaire de donner quelques boissons aux malades; mais il faut rejeter toutes celles qui ont une propriété excitante ou un goût désagréable. En conséquence, on se bornera à prescrire de l'eau sucrée ou édulcorée avec un sirop quelconque.

La boisson doit-elle être donnée froide ou chaude? Nous ne chercherons point à résoudre cette question, qui a été long-temps agitée et qui peut-être, encore aujourd'hui, est un sujet de discussion. Dans les maladies de l'encéphale, nous estimons qu'il convient de la donner à une douce température, et l'on en sentira la raison lorsque nous parlerons de l'action du froid.

Le traitement que nous venons d'indiquer convient également lorsque le malade est dans un état d'apoplexie; il faut seulement agir avec plus d'activité et rendre les émissions sanguines plus abondantes. Après avoir pratiqué la phlébotomie, le malade sera placé horizontalement, la tête un peu élevée et découverte, et dans un lieu ni trop chaud ni trop froid.

Une heure ou deux après cette première saignée, on la renouvellera, si la face continue à être vultueuse, si la respiration reste stertoreuse, si le pouls ne devient pas souple; enfin, il est indispensable de la réitérer jusqu'à ce que les symptômes généraux aient perdu de leur gravité. Dans quelques cas, après avoir pratiqué une ou deux saignées, il ne convient plus d'y recourir, quoique l'on sente la nécessité d'extraire encore une certaine quantité de sang; cette nécessité est indiquée par la continuation de l'assoupissement, ou seulement par l'état des facultés morales qui restent dans une sorte de langueur; alors, on emploie avec succès les sangsues, que l'on place aux tempes, au cou, sur les clavicules, mais particulièrement au fondement chez les sujets atteints d'hémorrhoïdes, et chez lesquels l'écoulement hémorrhoïdal s'est supprimé.

Les maladies de l'encéphale se compliquent assez fréquemment de gastro-entérite, et cette complication est surtout très-commune chez les apoplectiques; généralement les individus disposés à cette maladies sont intempérans et se livrent volontiers aux excès des boissons alcooliques. Cette complication réclame l'emploi des sangsues sur l'épigastre et l'usage d'une boisson délayante.

Nous devrions peut-être ici chercher à résoudre la question suivante, qui se présente assez souvent, particulièrement dans le traitement de la gastro-entérite: doit-on donner beaucoup à boire au malade, ou doit-on le priver de l'usage des liquides? Sans y répondre avec étendue, nous nous bornerons à dire que nous ne prétendons pas qu'il faille gorger les malades avec telle ou telle tisanne, mais nous nous refusons à croire, avec quelques médecins, qu'une petite quantité de boisson mucilagineuse puisse augmenter l'irritation existante à l'estomac, et nous pensons, au contraire, que l'on aggraverait l'état du malade en ne cherchant pas à apaiser le sentiment pénible de la soif. Le temps et *la philosophie* feront justice de deux opinions également erronées.

Après avoir rempli la principale indication que présentent les maladies de l'encéphale, il en est encore d'autres qu'il ne faut pas négliger. La constipation est très-ordinaire durant le cours de ces affections; il convient de la combattre soit à l'aide de lavemens, ou par l'emploi de légers minoratifs. Il nous paraît important de solliciter l'expulsion des matières fécales, parce que leur séjour prolongé dans les intestins rend, même hors l'état de maladie, la tête lourde, douloureuse, et le sommeil agité, phénomènes qui, venant à se réunir à ceux de l'inflammation, ne peuvent qu'aggraver ces derniers. On remplira cette indication en prescrivant des lavemens faits avec une décoction mucilagineuse ou purgative, et plus tard, en administrant quelques cuillerées d'un mélange d'huile de ricin, d'eau de fleurs d'orangers, etc.

Un autre accident bien plus redoutable, et qui

survient particulièrement chez les femmes pendant la durée des maladies aiguës de l'encéphale et de ses dépendances, est la rétention d'urine. On connaît toutes les conséquences fâcheuses qui peuvent résulter du séjour prolongé de l'urine dans la vessie; il faut donc se hâter de l'extraire par le cathétérisme, dès qu'on en est informé, et renouveler cette opération chaque fois qu'on le juge nécessaire; mais ordinairement, on se borne à la pratiquer deux fois par jour. La vessie reprend ses fonctions, assez généralement, lorsque l'encéphale reprend lui-même celle qu'il exerce sur les viscères. On aurait donc tort d'employer des médicamens, au moins inutiles, pour combattre un phénomène qui cesse avec l'affection qui l'a fait naître.

Nous avons dit que l'arachnoïdite, l'hydrocéphale et l'apoplexie pouvaient avoir une marche intermittente : si ce type était reconnu, quelle devrait être la conduite du médecin ? Nous pensons qu'au moment de l'accès, il convient d'employer les émissions sanguines, et que, durant la rémission, le sulfate de quinine doit être prescrit pour prévenir le retour du paroxysme, qui pourrait être mortel. Telle est la conduite que nous avons tenue en 1825, dans un cas d'apoplexie intermittente, à l'égard d'un boulanger du faubourg St.-Denis, laquelle a été couronnée d'un heureux succès.

L'apoplexie étant une maladie redoutable, non-seulement parce qu'elle est presque toujours mortelle, mais encore parce qu'il est extrêmement rare, si ce n'est chez les jeunes gens, de la voir se terminer par le retour complet de la santé, il faut s'empresser de mettre en usage, pour la prévenir, tous les moyens prophylactiques en notre pouvoir, et ces moyens consistent à conseiller aux personnes chez lesquelles on reconnaît le tempérament apoplectique, de vivre sobrement et particulièrement de végétaux, de ne jamais souper; de se priver de vin pur, très-alcoolique, de liqueurs fortes, de café, en un mot, de toutes espèces de boissons stimulantes. Ces personnes doivent se livrer à un exercice modéré, soit à pied, soit à cheval; on remplacera cet exercice par des frictions journalières, si la saison ou autres circonstances s'y opposent. On leur recommandera de fortifier leur raison, de modérer le sentiment de plaisir comme celui de la peine, de suspendre leurs travaux de cabinet, ou au moins de ne s'y livrer que rarement, et de jamais lire dans une position horizontale. Leur sommeil doit être peu prolongé, et elles devront coucher constamment dans une pièce vaste, bien aérée, et placées de manière à ce que la tête soit élevée; elles éviteront les lits de plumes et ne se couvriront que le moins possible. Leurs vêtemens doivent être en rapport avec la saison, et toujours assez larges pour ne pas gêner les mouvemens; leur chaussure devra également être large et imperméable à l'humidité.

Il est essentiel d'entretenir ou de rappeler les anciens écoulemens, les éruptions cutanées, de maintenir la liberté du ventre, et enfin on conseillera au malade de continuer l'usage des vomitifs ou des purgatifs, selon l'habitude qu'il peut en avoir contractée.

Si malgré ces précautions, la maladie se déclare, on la traitera ainsi que nous l'avons indiqué, et, si ce traitement est couronné de succès, on observera, pour la convalescence, toutes les règles prescrites pour celle des maladies aiguës.

Les affections aiguës de l'encéphale et de ses dépendances ne sauraient être traitées rationnellement que par les moyens que nous venons de recommander; cependant ce ne sont pas là les seuls dont on fait usage, même aujourd'hui; peu de malades terminent leur carrière sans avoir été soumis à l'application des ventouses, des vésicatoires, de la glace; sans qu'on leur ait administré des vomitifs, des drastiques plus ou moins violens, etc. Nous allons examiner l'action de ces divers agens thérapeutiques, et déduire les motifs qui nous portent à les rejeter.

Des ventouses. — Ces dérivatifs énergiques doivent-ils être employés dans le traitement des maladies de l'encéphale et de ses dépendances? Cette question est d'un très-grand intérêt; pour la résoudre convenablement, nous serions obligé de nous éloigner de notre sujet; nous nous bornerons donc à dire qu'ils ne doivent pas être mis en usage dans les cas qui nous occupent, vu que, par leur moyen, on n'obtient que peu de sang, et que ce n'est pas là ce que doit se proposer le praticien dans des circonstances où il faut, pour sauver la vie des malades, être peu réservé sur la quantité qu'on doit en extraire. Comme révulsif, les ventouses nous ont paru dangereuses, en ce qu'elles produisent des douleurs très-vives et que la douleur ne peut avoir lieu sans une excitation cérébrale, excitation que l'on doit éviter avec soin. Ces deux motifs me semblent assez puissans pour en faire rejeter l'emploi.

Des vésicatoires. — Ce n'est certainement que comme révulsif que l'on a conseillé l'application des vésicatoires dans les affections de l'encéphale, et non comme évacuant. Ces moyens, puissans dans quelques phlegmasies, ne sauraient être utiles dans les cas dont nous parlons; ils nuisent, ou, au moins, ils sont inutiles : ils nuisent toujours lorsque la sensibilité de la peau n'est pas éteinte, parce que l'irritation que ces topiques produisent sur cet organe se communique promptement au cerveau, y accroît celle qui y est fixée. Ils sont inutiles lorsque la sensibilité n'existe plus; ils restent sans effet, et l'on n'obtient de leur emploi que le triste avantage d'apprendre que la maladie est des plus intenses.

Des évacuans. — Ces médicamens ne sauraient être administrés dans les affections de l'encéphale lorsqu'il existe en même temps une gastrite, complication assez commune; qu'elle existe ou non, il convient de s'abstenir des vomitifs, parce qu'il est démontré qu'ils peuvent provoquer une congestion cérébrale et augmenter celle qui existe.

De la glace. — Cet agent thérapeutique nous paraît n'être employé aujourd'hui, dans les maladies de l'encéphale et de ses dépendances, que parce qu'il est préconisé par des hommes qui, par leur position, peuvent faire adopter jusqu'à leurs erreurs. Il faut l'espérer, l'usage de la glace, dans ces affections, subira le sort de l'extrait de noix vomique, que l'on avait présenté comme ayant une propriété spéciale pour combattre la paralysie, et qu'une observation attentive, dégagée de tout esprit de servitude, a fait rejeter pour jamais du traitement d'une maladie dont la cause n'est plus un problème et que l'on ne saurait atteindre par cette foule de médicamens vantés et rejetés tour à tour.

Les partisans de l'emploi de la glace dans le traitement de l'arachnoïdite, de l'encéphalite, etc., ne me paraissent pas en avoir assez étudié les effets sur l'organisation humaine, car ils s'en servent indistinctement chez tous les individus et de la même manière, sans avoir égard à l'âge, à l'idiosyncrasie et à une infinité d'autres circonstances qui doivent apporter des modifications dans l'administration de tous les agens thérapeutiques en général, et de la glace en particulier. Ils n'ont pas assez étudié ses propriétés, qui sont les mêmes que celles du froid et que l'on ne peut établir que selon son degré plus ou moins grand d'intensité. Les propriétés du froid varient suivant que l'état de l'atmosphère permet au mercure de s'élever au-dessus de zéro ou le force de s'abaisser au-dessous. S'il s'éloigne peu de ce centre, ses propriétés sont celles des corps que l'on appelle réfrigérans, excitans, toniques, astringens; si, au contraire, il s'en éloigne beaucoup en-dessous, ou même sans s'en éloigner, selon la position de l'individu soumis à son action, ses propriétés sont sédatives ou débilitantes. Les fauteurs du système de Brown ne reconnaissent au froid que ces dernières propriétés, et qui, en effet, sont les seules qu'il ait lorsqu'il n'agit que sur des individus affaiblis par des maladies antérieures, par la faim, etc., ou lorsqu'il est excessif dans son degré et dans sa durée. Ces remarques ont échappé aux partisans de la singulière doctrine du médecin écossais. Hors les circonstances particulières dont nous venons de parler, le froid est un tonique, et pour lui refuser cette propriété il faut être aveuglé par un esprit de système.

Un réfrigérant produit instantanément un sentiment de fraîcheur; mais cet état ne se prolonge pas, il est bientôt remplacé par un mouvement de réaction, ou par une excitation plus ou moins vive. C'est ce que journellement on est à même d'observer. Une glace procure d'abord une sensation agréable; mais peu après l'avoir prise, l'estomac est agacé, une plus grande quantité de calorique y est appelée pour remplacer celui qui lui est enlevé; de là divers phénomènes, suivant l'idiosyncrasie de l'individu. Chez celui qui est irritable, la digestion est dérangée; chez la femme d'une grande susceptibilité nerveuse et dans ses règles, l'écoulement menstruel est suspendu, parce que chez ces personnes, les forces vitales, en s'accumulant sur l'estomac, en dérangent les fonctions, en même temps que d'autres organes se trouvent privés de celles dont ils ont besoin pour remplir les leurs.

L'application du froid sur le corps est également suivie de réaction; pour s'en convaincre, il ne s'agit que d'observer ce qui se passe chez un individu qui prend un bain froid: d'abord, en se plongeant dans l'eau, il est saisi par une horripilation générale, par un tremblement de la mâchoire inférieure, assez souvent par une douleur de tête, par un engourdissement dans tous les membres, etc.; le pouls devient petit, concentré, la respiration est accélérée et gênée. Ces phénomènes persistent encore quelques instans après la sortie de l'eau; mais bientôt il survient une réaction générale caractérisée par la chaleur, la fréquence et la dureté du pouls, la coloration du visage, etc. Cette réaction produit quelquefois un surcroît d'énergie qui peut aller jusqu'à la phlogose; c'est ce qui est arrivé à Pelletier. Ce chimiste tenait dans sa main une masse de mercure qu'il avait fait congeler; au moment où ce métal rentrait en fusion, il ressentit un froid extrême qui l'obligea de le jeter promptement, et à l'instant il éprouva une douleur vive qui fut suivie d'une inflammation phlegmoneuse, dans l'endroit où il avait ressenti la douleur.

Le premier effet du froid est donc de concentrer les forces; à la suite de cette concentration, il s'ensuit une réaction manifeste, et cette réaction ne saurait avoir lieu s'il n'y avait pas eu accroissement dans les forces vitales, dans l'action organique, si l'on aime mieux : ce qui suppose nécessairement une propriété tonique dans l'agent qui produit ces effets. Or l'arachnoïdite, par exemple, n'est certainement pas une maladie que l'on puisse placer dans la classe des affections asthéniques; alors comment concevoir que l'on puisse conseiller la glace, évidemment tonique, contre une maladie sthénique!

On pourra me répondre qu'on n'emploie pas la glace comme tonique, mais comme débilitante, propriété que je lui ai reconnue moi-même. Cela est vrai, le froid agit quelquefois comme débilitant; mais nous avons dit que, pour qu'il eût cette propriété, il fallait que le sujet soumis à son action, se trouvât dans les conditions que nous avons exposées il n'y a qu'un instant; dans les cas actuels, aucune de ces conditions n'existe: donc la glace employée à zéro, et chez un individu atteint d'inflammation, ne peut agir à la manière des débilitans.

Les succès que l'on obtient, dans les hémorrhagies, de l'usage de la glace, auront sans doute conduit les médecins à essayer ce puissant moyen contre certaines phlegmasies. Je ne conteste point les avantages que l'on retire de son emploi pour arrêter les écoulemens sanguins; mais je ne puis admettre qu'elle est toujours indiquée, et les praticiens se gardent bien d'en faire usage pour supprimer ceux qui annoncent la guérison d'une phlegmasie, et que les anciens considéraient comme critiques. Dans les cas d'hémorrhagies, ils ont établi des exceptions, et ils n'en établissent aucune pour les maladies de l'encéphale; cependant, s'il existait des circonstances où l'on pût se permettre d'en faire usage, il en existerait nécessairement où il conviendrait de s'en abstenir, attendu qu'en médecine, il est peu de règles générales qui ne soient soumises à de nombreuses exceptions.

Dans les pertes utérines qui surviennent après l'accouchement, le sang coule en abondance, les jours de la femme sont compromis, et bientôt elle cesserait de vivre si on ne s'opposait à la sortie de ce liquide, non de la vulve, mais des vaisseaux utérins. Alors, quel que soit l'état d'irritation, l'idiosyncrasie de la nouvelle accouchée, on a recours à l'usage des réfrigérans, qui généralement font cesser assez promptement l'hémorrhagie. Pour concevoir leur action, pour se faire une idée exacte de leur manière d'agir, il est bon de se rappeler la marche que suivent les vaisseaux qui pénètrent dans l'utérus, et quel est l'état dans lequel se trouve cet organe après la parturition.

Personne n'ignore que les artères utérines naissent des hypogastriques, ou, chez quelques sujets, des honteuses internes. Quelle que soit leur origine, en se portant dans l'intérieur de l'utérus, elles pénètrent son tissu en serpentant, en se subdivisant, et en contractant entr'elles de nombreuses anastomoses. Le calibre de ces artères, dans l'état de vacuité de la matrice, est très-petit, mais à mesure que la grossesse avance, il acquiert un volume considérable, et les tortuosités que présentent ces vaisseaux, hors l'état de grossesse, disparaissent. Et si, après l'expulsion du fœtus et le décollement du placenta, la matrice ne se contracte pas, si elle ne revient pas sur elle-même, pour former cette tumeur arrondie qui s'observe ordinairement au-dessus du pubis, et que l'on nomme globe utérin, le sang, n'éprouvant aucune résistance, se répand dans la cavité utérine, et sort à flots par la vulve, excepté dans les cas où le col de la matrice se resserre spasmodiquement, ce qui rend encore le danger plus pressant; la femme périrait en quelques minutes, si de prompts secours ne lui étaient administrés. Dans une position aussi fâcheuse, le premier besoin est d'arrêter l'effusion du sang, et, sans avoir égard à toute autre considération, on étend sur-le-champ la nouvelle accouchée sur le carreau, on couvre son ventre de linges imbibés d'eau glacée, simple ou vinaigrée, ou même de vinaigre pur (1). Ces moyens sont immédiatement suivis d'une sensation particulière, de la concentration des forces sur l'utérus et sur les vaisseaux utérins; ces organes se contractent, se resserrent sur eux-mêmes, pressent en tous sens le fluide qu'ils renferment, en empêchent la sortie, et s'opposent à l'introduction de celui qui tend à y pénétrer. Le froid ou le corps réfrigérant agit certainement ici à la manière des toniques astringens, et il importe à la vérité que cette propriété du froid soit bien reconnue. A la suite du mouvement de concentration, et plus ou moins de temps après, il en survient un autre que l'on appelle mouvement de réaction, lequel est précédé ou accompagné de fièvre, de douleurs abdominales, que l'on désigne sous le nom de tranchées, d'un nouvel écoulement peu abondant, indices certains de la répar-

(1) N'imitez jamais la pratique meurtrière de ces individus qui, dans ces circonstances, promènent la main dans l'utérus pour agacer ses parois. Si la femme ne succombe pas par l'effet de l'hémorragie, elle périt plus tard à la suite des déchirures occasionnées par une manœuvre imprudente. Dans les cas de perte interne ou latente, il faut seulement forcer, avec le doigt, le col utérin à donner passage au sang épanché, tandis que, par les moyens indiqués, on s'oppose à une nouvelle accumulation et au nouvel abord de ce fluide.

tition égale des forces. On aurait une fausse idée si l'on pensait que le sang qui coule de nouveau est dans son état de pureté ; ayant cessé d'être soumis aux lois de la circulation, il cesse d'avoir les qualités du fluide destiné à nourrir nos organes, et à leur fournir les matériaux des fluides qu'ils sécrètent ; ce n'est donc plus qu'un corps étranger que les forces vitales s'empressent d'expulser pour rétablir l'ordre et l'harmonie dans la machine humaine. Malheureusement, il existe des cas où cette expulsion ne peut avoir lieu ; de là le développement de cette série de phénomènes qui annoncent l'existence d'une métrite aiguë, dont l'issue probable est la mort.

La glace appliquée sur le bas-ventre ou placée sur l'occiput n'agit-elle pas de la même manière ? Son action, dans ce dernier cas, est plus lente, mais elle n'en produit pas moins les mêmes effets. L'individu plongé dans un sommeil profond se réveille, ainsi que le sentiment de la douleur ; il devient très-irritable, très-impatient, il pousse des cris, se débat, il veut ôter ce qui est placé sur sa tête et que l'on ne peut y maintenir que par la force ; la raison, dans ces circonstances, ne saurait avoir aucun empire sur lui. Le malade reste plus ou moins de temps dans cette position, que l'on continue ou non l'emploi de la glace ; à ce mouvement de concentration des forces sur l'encéphale, succède celui de réaction, marqué par l'accroissement de la chaleur de la peau, par la sécheresse, par le retour du coma, par la fréquence et la dureté du pouls, etc. Si le malade succombe, ce qui est assez ordinaire, nous trouvons un épanchement d'une matière séreuse et parfois purulente; et les vaisseaux sanguins gorgés par un fluide qui n'est que du sang altéré.

On voit quelle similitude il existe entre les phénomènes cadavériques que nous venons de noter et ceux qui succèdent à l'emploi de la glace, à la suite des pertes utérines.

Dans ce dernier cas, le sang altéré s'échappe par la vulve, mais aucune issue n'est ouverte à celui qui a été retenu dans les vaisseaux du cerveau et des meninges, pendant l'existence du mouvement de concentration des forces vers l'encéphale, et ces matières n'ont pu être absorbées parce que les lymphatiques sont trop peu nombreux dans ces parties, et que d'ailleurs, on ne peut pas supposer qu'ils soient restés sains au milieu d'altérations aussi graves.

Mais, dira-t-on, quels que soient vos raisonnemens, ils ne pourront infirmer ce que l'expérience journalière démontre; savoir : que de nombreuses guérisons s'obtiennent sous l'influence de l'emploi de la glace. Nous admettons que, dans quelques cas seulement et malgré l'usage de la glace, des individus atteints de méningite ou d'apoplexie ont recouvré la santé; mais ces individus sont en très-petit nombre et tous ont eu des convalescences fort longues et ont même conservé pendant plusieurs mois des douleurs de tête que les révulsifs les plus actifs n'ont pu détruire et qu'une altération chronique des meninges ou du cerveau a fini par conduire au tombeau. Je veux encore supposer que des guérisons complètes aient été obtenues par ce moyen ; cette supposition ne changerait point ma manière de voir ; ne savons-nous pas qu'avant les judicieux travaux de M. Broussais, on traitait une gastrite par les évacuans ; tous les malades ne succombaient pas, et, cependant aujourd'hui personne ne s'avisera de les administrer en pareille circonstance. Mais avouons-le, quelques-uns restaient sujets à des douleurs d'estomac, que l'on attribuait d'abord à la faiblesse de cet organe, et ensuite à une squirrho-gastrie, ou en d'autres termes, plus conformes à l'état actuel de la science, à l'inflammation chronique de sa membrane interne; enfin, un très-grand nombre de malades périssaient à la suite d'une fièvre que l'on désignait sous le nom de putride, et qui se déclarait durant le cours d'un traitement plus ou moins incendiaire. Depuis l'introduction de la médecine physiologique, ces maladies sont extrêmement rares, pour ne pas dire inconnues, des jeunes praticiens.

La glace a été recommandée, et elle est employée avec succès dans l'hématémèse, c'est une chose incontestable; mais on commettrait une faute grave si elle était administrée au début de la maladie, lorsqu'elle est dans toute sa force.

L'usage des boissons glacées ne doit être prescrit que quand l'affection a un caractère de chronicité non équivoque, et après avoir employé les émissions sanguines convenables; alors seulement elles sont utiles, soit par leur action astringente, soit par leurs propriétés perturbatrices.

L'examen des matières stercorales et des vomissemens ne permet pas de douter qu'un travail suppuratoire ait précédé la guérison; et l'autopsie, dans le cas de mort, pendant la durée de la maladie, ne laisse aucun doute à cet égard; et si elle n'arrive que long-temps après et par d'autres causes, on rencontre çà et là des cicatrices qui prouvent que la muqueuse gastrique a subi un travail suppuratoire. Si la même chose arrive dans l'apoplexie, en admettant qu'un épanchement sanguin n'ait pas fait succomber le malade, par où le pus pourra-t-il se frayer une issue? On supposera l'absorption; mais si l'emploi de la glace ralentit ou seulement suspend, ainsi que nous le pensons et que nous l'avons déjà fait pressentir, les fonctions des lymphatiques, la mort de l'individu est inévitable, et le peu de probabilités qui existaient pour sa conservation disparaissent par l'emploi d'un agent contraire au libre exercice des fonctions animales.

Dans l'émoptysie comme dans l'hématémèse, on prescrit la glace, et dans les mêmes conditions, c'est-à-dire, lorsqu'elle suit une marche chronique et après avoir tiré une quantité de sang proportionnée à l'état de l'individu. Son action dans ce cas, est révulsive. Les crachats expectorés sont purulens ; partout le travail est le même, les résultats sont les mêmes ; donc, si un vaisseau rompu ne se cicatrise qu'après un travail suppuratoire, si le sang qui a cessé, pendant un temps plus ou moins long, d'être soumis aux lois de la circulation, dégénère en matière purulente, pourquoi s'opposer à l'absorption de cette matière, en altérant, par l'emploi de la glace, les fonctions des absorbans ?

Pourquoi n'emploie-t-on pas cet agent pour combattre la pneunomie ?

Pourquoi les chirurgiens n'en font-ils pas usage pour s'opposer aux progrès des inflammations externes ? Pourquoi, dans les cas d'hernie étranglée, ne l'emploient-ils pas lorsque l'étranglement est le produit d'une vraie inflammation, mais bien et avec le plus grand succès, lorsqu'il n'est dû qu'à cet état qu'ils nomment état d'engouement ? Celui qui voudra refléchir sur ses propriétés résoudra aisément ces questions.

J'ai omis à dessein de parler de la propriété perturbatrice du froid, parce que je crois qu'un homme habitué à *réfléchir* n'eut jamais l'idée, en lui reconnaissant cette propriété, de l'employer pour combattre les affections de l'encéphale ou de ses dépendances. Son action perturbatrice est si violente qu'elle peut donner la mort à l'instant même. Nous avons été témoins de plus d'un cas semblable, lorsque nous suivions nos armées en Allemagne, en Prusse, en Pologne, et surtout en Italie; des soldats altérés par la fatigue et les chaleurs, se précipitaient aux bords des ruisseaux pour étancher leur soif; là, ils trouvaient une mort prompte en satisfaisant un besoin impérieux. Le bain froid produit le même effet lorsqu'on a l'imprudence de s'y jeter, le corps étant en sueur, et c'est ainsi que faillit périr le vainqueur de l'Asie. Mais, sans aller chercher des faits dans l'histoire, chaque année nous offre de tristes exemples des dangers auxquels s'exposent les jeunes gens qui se baignent au moment où leur peau est couverte par une sueur abondante.

L'application de la glace ne peut-elle pas produire le même effet chez l'individu atteint d'une arachnoïdite et chez lequel la sueur peut couler de toutes parts? Le danger ne doit-il pas être plus imminent encore chez l'enfant dont la tête est couverte par cette croûte que l'on nomme accores? En admettant que la perturbation puisse ne pas avoir lieu, on ne pourra se refuser d'admettre que la répercussion de la transpiration ou de la matière qui forme les croûtes de lait, soit possible; dans ce cas, loin d'éloigner les causes de la maladie, on les accumule, et tout en ayant l'intention d'être utile on ne fait que nuire.

Qu'eut produit l'emploi de la glace dans le cas suivant ; rapporté à la Société de médecine-pratique par notre estimable collègue et ami, M. le docteur J. Parent ? Deux frères en bas âge tombent dans un état de stupeur, accompagné de fièvre intense, de chaleur à la peau, etc. ; à ces symptômes on crut reconnaître une fièvre cérébrale, et, comme on le pense bien, on proposa de suite l'emploi de la glace conjointement avec les révulsifs. Mais la mère de ces enfans s'y opposa. Une consultation eut donc lieu dans la soirée; deux des consultans furent d'avis d'appliquer la glace sans retard, mais M. Parent déclara être d'un avis contraire, et il soutint, sans se prononcer sur les avantages ou les inconvéniens de cet agent thérapeutique, que là n'était pas l'indication qui lui paraissait la plus urgente : la rougeur de la face, des paupières, la fréquence et la dureté du pouls, la chaleur vive et âcre de la peau, etc., étaient des phénomènes qui réclamaient impérieusement, selon lui, les émissions sanguines. Cette opinion prévalut, et attendu l'âge des malades, on fut obligé de recourir aux sangsues, qui furent appliquées derrière les oreilles. A peine ces animaux furent-ils tombés, qu'on vit la figure du plus âgé se couvrir de boutons qu'on reconnut pour être ceux de la rougeole. L'éruption morbilleuse parut successivement et avec ordre sur la poitrine, les extrémités thorachiques et sur le reste du corps. La rougeole ne se montra parfaitement chez le plus jeune de ces enfans, qu'après qu'il eut été plongé quelque temps dans un bain tiède. Nous nous croyons dispensés de toute réflexion au sujet de ces deux malades, qui doivent la vie à M. Parent, de tels faits parlent assez d'eux-mêmes.

Nous aurions pu présenter beaucoup d'autres considérations pour appuyer notre opinion, mais nous les croyons inutiles, et nous pensons que le peu que nous avons dit suffira pour convaincre du danger qu'il y a d'employer la glace pour combattre les affections du cerveau et de ses annexes.

Cependant, en terminant, nous rapporterons une observation qui prouve combien il est dangereux de s'abandonner à une pratique routinière. Le 28 juillet dernier, nous fûmes appelé dans un pensionnat estimé, où plusieurs enfans étaient déjà morts à la suite d'affections cérébrales ou déclarées telles et traitées par l'emploi de la glace. On nous dit que le malade, pour lequel on réclamait notre avis, avait la funeste habitude de la masturbation, et à notre seconde visite, nous pûmes nous en convaincre par nous-même. Lorsque nous vîmes cet enfant pour la première fois, nous le trouvâmes dans l'état suivant : sur la tête était placé une vessie remplie de glaces ; de cubitus sur le dos ; légère flexion des membres abdominaux ; état d'abattement, de somnolance ; respiration normale ; pouls fréquent, dur, vibrant ; abdomen souple, constipation, etc. En interrogeant le malade on obtenait, quoique avec difficulté, des réponses assez justes. De l'ensemble des phénomènes nous crûmes pouvoir assurer que nous avions à traiter une inflammation de cette partie de l'arachnoïde qui recouvre la base du cerveau.

La médication mise en usage consistait dans l'emploi d'un petit nombre de sangsues, dans l'application de la glace sur la tête, dans celui des bains, des affusions d'eau chaude sur l'occiput : et enfin des vésicatoires avaient été posés aux cuisses.

Cette méthode de traitement nous parut étrange, nous demandâmes des explications à cet égard, et, nous devons l'avouer, nous fûmes assez malheureux pour ne pas comprendre la théorie qui avait conduit à une pareille médication, et encore aujourd'hui, après y avoir bien réfléchi, nous ne pouvons saisir l'indication qu'on voulait remplir en ôtant la glace de dessus la tête pour y substituer des flots d'eau chaude et remplacer ensuite la glace par ceux-ci. Quoiqu'il en soit, après une assez longue discussion, il fut arrêté qu'on cesserait l'emploi de la glace, que vingt sangsues seraient placées derrière les oreilles ; que les bains seraient continués deux fois par jour, en supprimant les affusions, et que les pieds seraient constamment enveloppés dans des cataplasmes chauds et très-épais.

La nuit suivante fut plus calme que les précédentes. Le lendemain on mit le malade dans le bain, et malgré ce qui avait été convenu la veille, on renouvella les affusions sur la tête. Ce même jour, un troisième médecin fut appelé ; il improuva l'emploi de la glace, approuva fortement les affusions, conseilla l'application de nouvelles sangsues sur la racine du nez et les vésicatoires. Nous ne discuterons pas sur la préférence qui fut accordée à la racine du nez pour recevoir les sangsues, seulement, nous devons faire remarquer, d'après nos connaissances anatomiques, que cet endroit n'était pas heureusement choisi. Nous dirons également que ce médecin paraît ignorer que Baglivi considérait les vésicatoires comme très-dangereux chez les sujets irritables ; il paraît aussi ignorer que M. Broussais a dit que ces topiques peuvent être très-nuisibles lorsqu'il existe encore des signes de réaction générale, opinion partagée par M. Audral fils.

Cette manière de voir étant tout-à-fait opposée à la nôtre, nous dûmes prendre le parti qui convient à un homme qui se respecte ; nous nous retirâmes. Nous apprîmes vers la fin de septembre que cet enfant mourut dix jours après que nous eûmes cessé de le voir, environ au quinzième jour de sa maladie. Il fut ouvert, et l'on nous a rapporté que les couches optiques avaient été trouvées dans une sorte d'état de putrillage. Là se bornèrent tous les renseignemens que nous pûmes nous procurer.

En citant ce fait, nous ne prétendons pas dire qu'un traitement plus rationnel eût sauvé la vie de malade, mais seulement qu'une médication mieux raisonnée eût laissé quelques chances de guérison.

FIN.

www.ingramcontent.com/pod-product-compliance
Ingram Content Group UK Ltd.
Pitfield, Milton Keynes, MK11 3LW, UK
UKHW020316220726
13923UKWH00003B/1178

9 782329 116976